模拟医学复盘手册

Pocket Book for Simulation Debriefing in Healthcare

原　著　［法］丹尼斯·奥里奥特（Denis Oriot）
　　　　［英］纪尧姆·奥尼尔（Guillaume Alinier）

主　审　吕建平

主　译　李　崎

译　者　（按姓氏汉语拼音排序）

陈　迟　同济大学附属东方医院

陈志桥　武汉大学中南医院

高雨松　北京大学第一医院

李　力　吴阶平医学基金会

李　崎　四川大学华西医院

李　薇　南方医科大学南方医院

吕建平　华南理工大学附属二院

梅　雪　首都医科大学附属北京朝阳医院

钱　欣　浙江大学医学院附属邵逸夫医院

王爱玲　武汉大学健康学院

人民卫生出版社
·北　京·

版权所有，侵权必究！

First published in English under the title
Pocket Book for Simulation Debriefing in Healthcare
by Denis Oriot and Guillaume Alinier
Copyright © Springer International Publishing AG, 2018
This edition has been translated and published under licence from Springer Nature
Switzerland AG.

图书在版编目（CIP）数据

模拟医学复盘手册 /（法）丹尼斯·奥里奥特
（Denis Oriot）主编；李崎主译 . —北京：人民卫生
出版社，2020.8（2025.3 重印）
　ISBN 978-7-117-30300-2

　Ⅰ. ①模… Ⅱ. ①丹…②李… Ⅲ. ①医学教育 – 教
学模型 – 手册 Ⅳ. ①R-4

　中国版本图书馆 CIP 数据核字（2020）第 144549 号

人卫智网	www.ipmph.com	医学教育、学术、考试、健康， 购书智慧智能综合服务平台
人卫官网	www.pmph.com	人卫官方资讯发布平台

图字：01-2020-0840 号

模拟医学复盘手册
Moni Yixue Fupan Shouce

主　　译：李　崎
出版发行：人民卫生出版社（中继线 010-59780011）
地　　址：北京市朝阳区潘家园南里 19 号
邮　　编：100021
E - mail：pmph @ pmph.com
购书热线：010-59787592　010-59787584　010-65264830
印　　刷：北京九州迅驰传媒文化有限公司
经　　销：新华书店
开　　本：710×1000　1/16　　印张：8
字　　数：139 千字
版　　次：2020 年 8 月第 1 版
印　　次：2025 年 3 月第 2 次印刷
标准书号：ISBN 978-7-117-30300-2
定　　价：35.00 元
打击盗版举报电话：010-59787491　E-mail：WQ @ pmph.com
质量问题联系电话：010-59787234　E-mail：zhiliang @ pmph.com

译者序

情境模拟教育（scenario-based simulation）是模拟教育诸多类型中十分独特的一种形式。它是通过学员的角色扮演，再现还原一些有教育意义、特殊甚至罕见的临床场景，帮助参与演练的学员（包括观摩者们）以浸入式的方式，在模拟的临床故事中身临其境地体验临床思维、决策、团队互动等临床实际工作的要素。在安全的学习环境下，获得并提高临床经验的一种特殊模拟教育手段。

但是，如果只有情境模拟演练，学员们往往只是以一种不同寻常的方式兴奋地体验了一次故事而已。他们在模拟中暴露出来的诸多问题与不足（包括知识、技能、态度、团队协作的能力等）并不能自动改正。因为他们的错误行为与态度是由于错误的思维与心理框架导致的，如果不从心理层面纠正其错误的思维框架，他们的错误行为与态度会反复出现，给患者安全带来危害。因此，单纯的情境模拟很难改变学员们的临床实践。而情境模拟演练之后，在专业导师的引导下，帮助学员们认真反思其在模拟演练中的行为与后果，剖析导致这些行为与后果背后深层次的原因，纠正其错误的思维与心理框架，学员先前错误的行为与态度自然会改正，并能把从模拟课程中的所学转化到实际工作中（理想状态），从而改进患者安全。

这种师生间带有教学目的的互动对话过程就是"debriefing"。但是中文里面并没有直接与 debriefing 相对应的词，国内的模拟医学界也迟迟没能统一其译法。模拟教育者们把它译为"反思讨论""复盘""引导性反馈"等。其中，"反思讨论"的译法最能反映 debriefing 的本意与过程，但有人认为其字数太多，不利于传播。"复盘"源于围棋棋局结束之后重新还原行棋步骤，进行反思与总结学习的方式，与模拟之后的 debriefing 极为接近，并且"复盘"两个字可能更利于传播。国内在体育、军事、经济领域都已经习惯使用"复盘"来表示 debriefing 这个过程。因此，本书的诸位译者经过深入讨论，考虑到知识传播的需要，最终一致同意将 debriefing 译为"复盘"。

　　复盘(即反思讨论)是一种源自西方的特殊教育方法,它有自身特殊的理论与方法。如果使用得当,将有助于学员的进步。但是如使用不当,会严重影响学员在课程中的所学,甚至给师生关系以及今后的模拟学习造成负面影响。目前,情境模拟教育这种手段在国内刚刚起步,接受过系统的复盘培训,且自身有丰富引导复盘经验的导师较少,迫切需要关于复盘的著作。非常幸运,Denis Oriot 博士与 Guillaume Alinier 博士合著了此手册。本手册的译者们均为国内情境模拟教育领域的专家,来自内、外、急诊、麻醉、护理等不同科室和专业,自身都接受过系统的复盘导师培训,且有丰富的引导复盘的经验。

　　我们希望如原作者所述,本手册的内容能为有兴趣进行复盘或希望更多了解这一关键内容的教育者们,提供有用的资源。本书翻译力求精准达意,同时兼顾中文的表达习惯。但限于译者的英文水平,故翻译不当之处,敬请各位读者批评指正。再次感谢各位译者的辛勤付出,感谢吴阶平医学基金会对本书出版的大力支持!

李崎

2020 年 1 月于成都

序言

　　复盘（debriefing，即反思讨论）是有效模拟教育的基础。模拟为实践与演习提供了机会，而复盘则为主动讨论与学习提供了平台。在复盘过程中，学员们与导师们一起反思其表现、剖析其行为，进而更好地理解这些行为背后的逻辑依据。理想状态下，在复盘的过程中共同反思与讨论可以有效促进学习，进而为在临床环境中的行为改变带来积极的影响。为了保证模拟教学活动能经常具备这种向临床实际工作转化的效果，教授模拟课程的老师们必须具备必要的知识与技能，才能有效地引导复盘。

　　模拟医学是一个快速发展的领域，我们所积累的将复盘作为一种教育工具的认知亦随着该领域的发展而增长。多年前诸多进入模拟医学领域的教育者们可能已经习得某一种复盘方式，并"条件反射"般地使用这种方法。但过去几年里涌现了多种新的方法、模式及框架，对复盘的传统认识提出了挑战。有些引导复盘的导师认为视频是一种珍贵的资源，因此在每次复盘中都应当使用。但近期的一些研究表明，在复盘中回顾视频所带来的价值有限，那么导师们应该怎么做呢？尽管多数复盘都能顺利进行，有时候依然会出现因学员不快、沮丧或愤怒等导致复盘难以进行的情况，此时导师们应该如何应对呢？传统的观念认为复盘是在情境模拟后才得以进行的一个环节，而新的研究却证明在情境案例推进的整个过程中，都可以间断地通过更简短的对话给予反馈，那么哪种课程设计更适合进行传统的模拟后复盘呢？还有更多诸如此类的问题会在导师们日常的模拟教育与复盘中浮现。因此，我们需要更广泛的资源来支持我们日常的复盘活动。

　　《模拟医学复盘手册》以一种简洁易懂的形式提供了关于模拟医学复盘的全面文献综述。该书由 Denis Oriot 博士与 Guillaume Alinier 博士两位国际知名的模拟教育专家合著而成。该书为新从事复盘的导师们提供了宝贵的提示与技巧，有助于其掌握这些新技巧；也可以让复盘的专家们进一步丰富他们的经验。本书第 1 章对复盘进行了介绍，描述了其若干关键组成部分，即复盘的目的、参与复盘的人员、复盘时机与地点,以及不同类型的复盘。第 2 章在已有内容的基础上重点介绍了有效实施复盘的特殊策略。第 3 章针对几种有关复盘的常见问题提供了建议,诸如困难复盘、复盘中使用视频、应用暂停案例的策略(time-outs)、保密以及评估复盘的质量等。最后,第 4 章提供了进行自我反思的机会,让读者作为一名导师,将从本书中的所学与自己的实际工作结合起来。总而言之,本手册为希望提升自己复盘能力的模拟教育者们提供了即学即用的资源。本书解决了导师们遇到的共性且重要的问题,Oriot 博士与 Alinier 博士的贡献对于本领域的发展与进步具有重要意义。在此,我静候来自全世界模拟医学教育者们复盘实践中的佳音!

Adam Cheng

MD,FRCPC,FAAP,FSSH

加拿大艾伯塔省卡尔加里市卡尔加里大学卡明医学院儿科、急诊科

加拿大艾伯塔省卡尔加里市艾伯塔儿童医院急诊医学部

加拿大艾伯塔省卡尔加里市艾伯塔儿童医院研究所

加拿大艾伯塔省卡尔加里市艾伯塔儿童医院 kidSIM-ASPIRE 模拟研究项目

前言

我们两位主编第一次见面是在 2012 年土耳其安塔利亚的第七届欧洲急救医学大会上，当时我们受邀与其他几位模拟教育者一起开设一个师资培训工作坊。但真正让我们二人共同编写本手册的想法成形是 2015 年在卡塔尔为来自哈马德医疗集团（Hamad Medical Corporation）多个专业的临床教师们开设的另一个模拟工作坊上，当时我们一同与参加工作坊的学员们谈论有关复盘的重要性，以及已有的诸多复盘方式。国际同僚建议应当针对这一话题写一本书，而我们一致同意并接受了这一挑战。我们的目标是编著一本相对简洁易懂，又能为有兴趣进行复盘或希望更多地了解这一关键内容的教育者们提供有用资源的著作。

在过去的数十年里，模拟已在医学教育领域变得越来越重要，但我们认为复盘应得到特别的关注，因为它是导师与学员们共享的一段独特的时光。这种"知道知识"的人与"学习知识"的人之间非对称的语言交流就像一次苏格拉底式的讨论，它需要沟通的技巧、管理心理反应、了解临床情境及其（最好是"循证的"）处理，以及引导一次"优质"的复盘所需要的特殊技巧。而临床案例、教学情境、人员个性以及文化的高度多样性，即便是对于有丰富经验的复盘导师来说，每次实施与引导复盘都成为一次新挑战。引导复盘的导师们常常想知道从何处开始，如何应对此类问题，怎么会漏掉了这些内容等。我们都知道一场"糟糕的"复盘所带来的风险，以及给师生关系造成的适得其反甚至危险的结果。这也是为什么我们认为，以我们现有的复盘经验，值得撰写一本手册，它将有助于复盘的新手和初学者在这一快速发展的教育沟通领域迅速上手。对于已经有多年复盘经验的临床医生或教育者来说，如果他们希望拓宽对这一特殊领域的理解，并了解领域内其他专业人员的深刻认识，这本书对于这些医生和教育者来讲都会有吸引力。

在第 1 章中，我们探讨了复盘自身的基础内容，其在模拟培训中的地位，及其与先前的学员简介（briefing）或关于模拟过程的介绍环节与环境、设备熟悉过程的关系。第2章涵盖了复盘的若干实践方面内容,例如其总体结构,如何引导复盘的多个阶段,为何会有这些阶段,以及可以应用何种探究技巧来纠正不足表现。第3章涵盖了复盘的一般技巧和特定相关问题,例如如何预防或处理困难复盘。因为依然有相当数量旨在改进复盘对学员益处的研究还在进行中,故这一章无论如何都无法详尽地阐述相关内容。在最后一章,我们期望作为读者的您能成为本书的反思贡献者,而空白处可以用于记录您作为一名导师进行的个人反思。希望这些能成为日记,记录重要的学习时刻。这些可能是您永久记忆的复盘的精彩范例,或是某些能从中学到关键内容的失败经历。我们期望这部分内容无论是现在还是将来,都能在您成长为一名优秀复盘导师的过程中发挥作用。

我们衷心地希望您能觉得本书易学易用,在准备好与同事一起成功地为学员引导复盘时,此书能成为您的得力助手。

[英]纪尧姆·奥尼尔

(Guillaume Alinier   Hatfield, UK)

[法]丹尼斯·奥里奥特

(Denis Oriot   Poitiers, France)

致谢

首先,为我们以一种十分互补的方式(我们都有多重身份,一方主要是教育者,而另一方首先是一名医生)通力合著了此书,我们对彼此表达谢意。我们常常都没有明确的分工。在本手册成书过程中,尽管因工作地点不同,彼此直接互动有限,但却可以感受到相互默契的支持与信赖,而本书就是我们共同努力的结晶。

我们要感谢在过去几十年的职业生涯中,在各种条件下、针对不同经验背景、职业与专业的学员们,规律地引导情境模拟教育所积累的深刻见解。感谢大家的信任,使我们能得到很多机会,被邀请针对教师、医生、学员开设或与他们一道运作国际工作坊;还要感谢我们各自的学术领域与临床工作的领导,愿意并灵活地支持我们从事医学模拟教育的热情与愿望。感谢本书的示范角色和匿名讨论对象给予我们的鼓励,他们的许多经验或多或少都以一种比较含蓄的方式直接反映在本手册中。

最后,我们也特别感激各自的家庭在我们为教育与学术奋斗的过程中竭尽所能地支持我们;还有永远为我们的努力而感到骄傲的父母。再次感谢您的悉心阅读。

目录

缩略语

ABC   airway, breathing, circulation
     气道、呼吸、循环

AI (A/I) advocacy inquiry
     主张 - 探询

CPR   cardiopulmonary resuscitation
     心肺复苏

CRM   crisis resources management
     危机资源管理

DASH   Debriefing Assessment for Simulation in Healthcare
     DASH 工具（用于评估复盘质量的工具）

DEBRIEF defining, explaining, benchmark, reviewing, identifying, explaining/
     examining, formalising
     定义、解释、基准、回顾、确定、核查、归纳（译者注：ARR 模式的分期）

DML   debriefing for meaningful learning
     通过复盘实现有效学习

GAS   gather, analyze, summarize
     收集、分析、总结

GREAT guidelines, recommendations, events, analysis, transfer
     指南、建议、事件、分析、转化（至临床）

IO   intraosseous
     骨内的

LEARN learning objectives, emotions, actions, reflection, next steps
     学习目标、情感、行动、反思、下一步

OSAD   Objective Structured Assessment of Debriefing
     OSAD 量表（用于评估复盘质量的工具）

PEA   pulseless electrical activity
               无脉电活动
PEARLS   promoting excellence and reflective learning in simulation
               引导复盘的 PEARLS 框架
RCDP   rapid cycle deliberate practice
               快速重复刻意练习
RSF   reflective simulation framework
               反思性模拟框架
RUST   reaction, understanding, summarize, take-home message
               反应、理解、总结、重要信息
SHELL   software-hardware-environment-liveware-liveware
               软件 - 硬件 - 环境 - 人员 - 人员
SIDRA   sincere, innovative, dedicated, respectful, and authentically care about
                 doing their best
               诚恳的、创新的、敬业的、对人尊重的、真正愿意竭尽全力的
WAIT   What am I thinking?
               我心里怎么想?

复盘介绍

1

摘 要

复盘（debriefing，即反思讨论）是模拟医学教育方法中一种极为重要的手段。本章节将阐明复盘的定义，以及为什么它对涉及的所有人（包括学员、观摩者与导师）的学习如此重要。我们还要强调模拟前的简介环节（briefing），它作为（复盘中的）一个分期为成功的复盘奠定了基础，这样学员才能理解复盘采用的方法，每一分期中学员被期望做什么及其目的。我们将逐一探讨围绕复盘实践的很多其他重要因素，诸如讨论什么，谁讨论，讨论的时机、地点以及怎样进行复盘，这样才能给予明确的建议。这些建议都有相关参考文献支持。本章的重要之处在于清晰地阐述了最常见的教育行为回顾方法，如指令反馈（directive feedback）、优点／不足（plus/delta）、事后回顾（after action review，AAR）、结构化的复盘等，这样才能依据不同的因素，诸如要实现的学习目标、学员的专业水平及可利用的时间等，选用最恰当的方法。

1.1 复盘的定义

复盘可以被看作是一种基于经验学习事件的在引导下进行的反思过程（Fanning and Gaba 2007）。更准确地说，复盘是一个"事后分析过程"，也可以被定义为一种以"学员为中心的、非冒犯的技术，旨在通过反思练习帮助专业人员或团队改进其表现"的对话（O'Donnell et al. 2009）。我们应该认识到，"学员为中心"取决于被讨论的活动的类型、学员的类型与他们的文化背景，以及复盘的实际目的。无论采用哪种复盘的方式，任何模拟或学习活动之后，与学员们一起融入复盘中都是一个十分有效的过程（Alinier 2007）。需要强调的事实是，学员们未必一定富有经验，因为在实际中他们可以从参与模拟以及在直接或间接引导下的反思过程中获得经验。直接或间接引导的概念取决于是否有人引导复盘的过程，或是学员依照某种模式或框架进行自我复盘、自动反馈或同学反馈。依据不同的方法，复盘过程将有助于揭示导致相应行为的思维框架。而这些是可以被更正或强化的，以改进学员将来的表现。

最常见的复盘过程包含"学员积极的参与和导师的引导，导师的主要目的是发现并纠正学员知识与技能的不足"（Raemer et al. 2011）。引导的程度或导师参与的程度取决于很多因素，这部分内容将主要在 2.6 章节末讨论。真实事件可以像设计好的体验式学习过程一样成为复盘的基础，尽管环境、机构文化与内涵对讨论的动态过程与开放程度会有截然不同的影响，但这并不是本书的焦点。

复盘可能是一种十分强大、有效的交流练习，并以改进行为表现和成绩为目标（Levett-Jones and Lapkin et al. 2014）。它主要是一种导师与学员间非对称的交流过程，在这个过程中一方被认为拥有知识，而另一方在学习。因此，导师与学员在复盘时互动的质量与方式对于有效的学习至关重要。学员所认同的导师的能力与他们所感受到的模拟体验的质量之间存在相关性（Helmreichand Wilhelm, et al. 1991）。复盘是一项复杂的任务，充满了常常被忽略的心理学与教育学上的细微差别，而这些差别可能会显著影响它的教育效果。

有人认为复盘是模拟学习过程中不可忽略的必要环节（Rothgeb 2008），甚至认为"模拟只是进行复盘的借口"（Gardner 2013；Weinstock 2013）；因此，如果没有某种形式的复盘，模拟将不复存在！其他复盘的倡导者们也提到："没有充分复盘的模拟是无效的，甚至是不道德的"（Kriz 2008）。根据 Dieckmann 等的观点（2009），情境模拟后的复盘对于以下方面都很重要：①学习效果最大化；②辅助个人和系统层面的改变；③改进个人的态度、理念、行为、行动、技术技能，或是机构的文化、政策、流程、运行机制"。甚至有学者认为："如果没有事件后的反思过程，学员能学到什么完全凭运气，甚至错失了进一步学习的机会，使得模拟的效果更差。"（Motola et al. 2013）至少，在计算机或视觉虚拟现实技能训练模型与视屏模拟器上，应该给予学员某种形式的反馈（Kowalewski et al. 2017；Perkins 2007）。

复盘也可用于其他场景，但本手册的焦点主要是围绕复盘在心理学，或完整的情境模拟之后在教育领域的应用，而不是局限于单纯的技能培训课和真实的团队演练或病人照护领域。

另外，我们这里所指的学员包含参与复盘的情境案例的参与者与观摩者。

那些现在或曾经参与到情境案例中的人,则特指为各种情境模拟课程的学员。此处对几个相关称谓加以说明。

1. 师资(faculty) 除学员外,这是常常在本书中用到的另一个称谓,指在各种教学过程中对学员起到支持作用的人。

2. 老师(educator,教师或教育者) 我们认为,这是一个最为宽泛的称谓,泛指那些在考虑学员的需求与喜好时重点关注学员进步的人。

3. 教员(instructor,或教练) 通常是指那些较少采用以学员为中心的方法进行教学的人和主要参与技能模拟教学的人。

4. 协助者(facilitator) 这是模拟教学中另一个常用的称谓,指那些为学员提供学习机会与环境的人,他们并不被看作为教师,而是学习的协助者。

5. 复盘导师(debriefer) 从教育的角度看,这才是复盘的协助者,其角色要去除任何潜在的权威的感觉。

［译者注:在一次情境模拟教学中,老师在不同的阶段可以是不同的角色,取决于这个阶段的教学需求。此处的几个名词解释体现的是教育学里的细微区别,旨在区别不同的教育形式、阶段中,老师的角色可以是以学生为中心的协助(facilitator),也可以是以教员为中心的说教(instructor),其协助、引导的程度完全取决于教学需求。本书下文为了描述方便,结合中国的教育习惯,将facilitator与debriefer都译为导师。因为绝大部分情况下debriefer都是facilitator承担的。］

1.2 复盘在学习中的地位

复盘可以帮助学员对他们的行为与想法进行反思,因此它在成人学习过程中应该处于很重要的地位。不论学员是何种专业,复盘对学员的职业发展与进步都有潜在的帮助。这是因为成人学员已经具有某些经验和习惯(包括好的和坏的)。在导师的协助支持下进行深刻反思,有助于让学习的过程变得更容易,但不能指望它自动发生。反思是指对比已有的思维框架与想法,有意识地思考行为的意义与含义。从理论上讲,在引导下进行的反思,可以为所有学员,包括导师本人提供最佳的学习机会(Decker et al. 2013)。

与上面的描述不完全相同,Gardner(2013)这样定位复盘在学习中的地位:"复盘是学习过程中的关键环节。作为体验后的分析过程,复盘是对某一次体验的讨论与分析、评估,并将学到的经验整合到学员的认知与意识中。复盘提供了探究的机会,能够明确一个事件或体验之中发生了什么,讨论哪些方面做得好,以及明确下一次哪些方面可以改进或做得更好。"偶尔,复盘可以在事件过程中进行,即在短暂的模拟体验开始之后进行,这方面的内容将在章节 3.4部分讨论。

很多研究与综述提供的证据证明复盘改进了模拟教学中学员的表现(Cheng et al. 2014;DeVita et al. 2005;Dine et al. 2008;Falcone et al. 2008;Levett-Jones and Lapkin 2014;Morgan et al. 2009;Savoldelli et al. 2006),同时也促进了临床实践中指南和共识的应用(Wayne et al. 2008)。在实现有效学习的高仿真模拟医学教学中,复盘是重要性排名第一的要素,它被看作模拟的必要部分(Mayville 2011)。所有的这些文献都强调复盘是每一次模拟体验之后的必需步骤。模拟教学的最佳实践标准中这样写道:"所有的基于模拟的学习体验都应该包含一个旨在促进反思、有计划进行的复盘环节"(Decker et al. 2013)。

1.3　复盘前的简介期

1.3.1　进行简介的原因

目前,大家都极为重视复盘期,大量学习过程发生在这个阶段(Savoldelli et al. 2006),因此常常忽略了在模拟期之前,学员其实需要某种形式的简介过程。而复盘还在更加令人兴奋并有动手操作的模拟期之后(译者注:按常见情境模拟课程安排的先后顺序依次是简介、情境模拟、复盘)。加上导师常常忽略了需要对简介与复盘进行准备,这会导致学员最终的学习体验欠佳。

简介期在模拟医学教育的背景中可以定义为一个时段,在该时段中需要把与事件或任务及其发生背景相关的信息介绍给学员,以帮助其更好地理解在模拟过程中将会发生什么。对简介过程进行分期可以更好地进行规划(Lioce et al. 2015),共分为三期。

简介期的第一阶段主要是关于总体的学习体验,通过向学员介绍情境模拟课程的过程、总体的学习目标、参与课程的大体规则、学员们被期望的行为、课程中的保密原则、学员能要求与得到的支持、他们能做什么或只是假装做什么(例如抽血、送血培养、要求病人做 X 线片等)、模拟教学的局限性、情境案例通常怎样结束、可能因他们处置不当或不论他们做什么病人都会不可逆的死亡、复盘过程怎样进行,以及谁会参与。这些也被称为"简介前期"(pre-briefing phase);随后是环境、设备与模拟技术熟悉期;然后才是情境案例简介期(scenario briefing),介绍导师、助演(confederate)或演员(Lopreiato 2016)。图1.1展示了情境模拟课程的不同步骤,最值得注意的是,情境案例想要获得成功,则需要相应的简介与复盘。

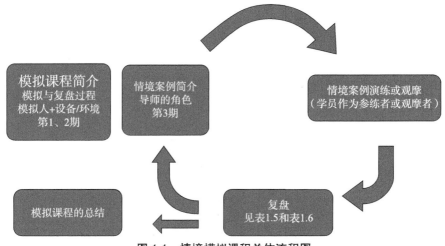

图 1.1 情境模拟课程总体流程图

从图中可以看出,事实上需要告知学员们在实际的情境案例中他们会被分为参练者与观摩者,当参练者参与到情境案例演练时,观摩者会在教室里观看模拟情境案例的实时视频。在简介前期,无论学员之前是否参与过类似的活动,都可能对模拟与复盘存在恐惧,对其给予理解十分重要。可能学员对模拟的部分很兴奋,但对复盘仍然会感到焦虑。通常是因为学员们担心缺乏知识,犯错误,扮演主角,被大家评价、批评、责备、指责、羞辱,看到视频中的自己等。从根本上讲,他们不清楚会发生什么和需要怎么做。这些不安需要在简介期消除,并在介绍复盘时再次给予学员充分的保障。

该过程中的重要规则之一是保密原则,每一个人都需要承诺,对情境案例的内容、学员恰当或不当的行为仅限于在复盘环节中讨论(Arafeh et al. 2010)。也有可能存在违背保密原则的例外情况(详见章节 3.7)。其他重要的相关规则还包括,情境案例与复盘中的学员之间以及学员与导师间的相互尊重。导师(们)应该告知所有学员,无论从学员角度还是导师角度讨论同学们的表现时,怎样才能以一种非冒犯的或相互尊重的方式参与复盘。提醒学员们记住总体的学习目标,而不是具体情境案例的目标;强调情境模拟课程的学习体验;知晓模拟环节中,学员几乎总会犯错,因为他们确实不知道情境案例中会发生什么。在情境案例简介期透露关键的剧情将使学习的机会打折扣,因为学员将失去在真实环境中所需要的严谨思维以及团队协作(Alinier 2011)。

简介期的第二个阶段是关于设备与模拟场景,如果不是在学员们日常的工作环境中进行原位模拟(in-situ simulation),那么模拟场景中很多元素从外观、布置与功能上可能与学员的预期不同。设备熟悉过程常常包括模拟技术或模拟人(也可以是标准化或模拟的病人)、医学设备(模拟的或真的),以及不同于学员所熟悉的临床设备。需要提醒学员有尊严地、尊重地、专业地对待模拟人或"病人"。对于环境,必须向学员解释在情境案例中他们可以获取哪些帮助,比如怎样呼救。简介过程需要注重两个方面,一是针对随后实际供学习的模拟事件,二是鼓励学员克服对模拟场景潜在局限性的不信任感。这二者都有助于建立"虚拟协议"(fictional contract)(Dieckmann et al. 2007)。由于时间、花费、可靠性、可获取的资源或方便性等因素,模拟情境案例总有一些不足,向学员承认这些不足有助于学员形成正确的心理预期,坦然接受这些不足,才会将其对学习过程与效果产生的影响降至最小(译者注:这就是所谓的"虚拟协议",让学员能尽量接受情境案例中某些不太真实的事或物,尽可能融入到情境中,关注学习,尽可能降低仿真度的不足对学员学习的干扰)。

简介期的最后一个阶段是针对每一个特定情境案例与实际学习体验特别设计的,情境模拟课程提供的信息将学员置于特定的背景中,也是给即将开始的情境案例中每一位学员分配角色与职责的时候,例如模拟事件发生在某一天的某一个时点;团队包含哪些人;以及其他需要的具体细节,比如之前已进行的治疗或学员希望知道的病人病史(Alinier 2011)。如果任何导师在剧情中助演(译者注:confederate,知道剧情底细的人在情境案例中担当某个临床角色,目的是为了协助剧情顺利进展以实现教学目标。也可以是剧情出现意外时救场或故意添乱)或扮演病人家属时,必须向学员说明,以便学员对导师的参演有恰当的预期,并防止任何混淆。情境案例简介可以是导师在学员进入模拟环境之前通过简要交班的形式进行,确保观摩者至少要获得相同的信息。在这一简介期的最后提示学员,导师会使用特殊的信号或信息终止情境案例,他们将被要求保持安静直至复盘开始。

简介期开始的部分常常是短暂的"情境模拟课程简介"(图 1.1)或"简介前期与熟悉期",旨在帮助学员理解怎样进行学习与临床思维,以及导师会如何进行引导,这样他们不会感到完全被戏耍了,因为他们能清楚地认识到,他们所参演的剧情中的病人不是真的而是模拟的,剧情的环境或场景可能与他们日常的工作环境不同。这些对于确保学员们为复盘做好准备都是重要的铺垫(Zigmont et al. 2011)。

从心理学角度看,简介期的不同分期也是导师与学员们建立某种联系与信任的时期(Decker et al. 2013;Lioce et al. 2015;Rudolph et al. 2014)。这对于减轻因被导师观察的这个过程所带来的压力至关重要,而这个压力不同于模拟体验或情境案例所模仿的现实本身的压力。因此,简介期将直接影响学员以何种方式融入模拟中,进而对复盘产生影响(Page-Cutrara 2014)。要特别注意,在整个情境模拟课程中,维持学员在学习中的心理安全极为重要,因为任何学员或导师不当的行为或言语都可能对后面课程的各期,甚至对今后的模拟学习产生连锁反应。

模拟为反思练习提供了一个独特的、可控的环境,在这个环境里可以犯错,这一点要向学员们强调。清楚地告知学员在模拟中出现临床或判断错误很正常,并且这些问题将在复盘中解决;"在行动中反思"则需要向学员指出,要求他们在做重大决策时,把心中的想法大声说出来,这样观摩者和导师才能理解他们的思维过程或心理逻辑与行为(Burbach et al. 2015)。要求学员用清晰的语言表述重要的信息,如药物的浓度、剂量,或给予的其他治疗,这样,情境案例的剧情或病人的心理反应才能与学员的行为匹配。我们并不鼓励导师为其教学目的,比如为了初学者(见章节3.4),而"暂停剧情"或进行模拟中复盘;但我们会为了让学员有意识地尽量把他们的想法说出来进行分享而暂停,以使他们的想法不仅仅可以让观摩者与导师听到,也可以让其他情境案例的参练者们听到。

为了引导学员们在情境模拟课程中完成各阶段的反思过程(前、中、后),甚至已经开发出主要适用于医学本科内容的反思性模拟框架(reflective simulation framework,RSF)(Jones and Alinier 2015)。这些框架中明确要求学员与导师在简介期营造一种信任与尊重的环境,这是模拟课程设计中的最佳实践原则核心要素之一(Lioce et al. 2015),因为它有助于学习。表1.1展示了简介期三期过程中的关键内容,以指导导师如何给学员们讲解。

表 1.1 简介期的三个分期

简介期分期	给学员们介绍什么	期望学员们做什么
第一期：针对整个模拟课程（简介前期）	• 强调这是一个学习体验过程 • 指明模拟课程的结构：简介期、模拟、复盘 • 正确对待学习过程中的错误 • 希望学员们能融入情境案例中并把思考过程大声说出来 • 学员们需要实实在在地"做"（而不是假装）：真正地做出来，必须用语言将思考过程大声说出来 • 如果之前他们接触过模拟，可以询问他们对模拟的感受 • 剧情结束的特殊信号 • 要求参练者们从案例演练结束直至每一位准备好复盘前，相互都不要交流 • 安全：保密原则与善意 • 再次保证安全的学习环境，并释放焦虑情绪 • 规则：信任、保密并尊重 • 大的学习目标	• 分享他们所关心的问题 • 充满信任的与尊重的行为 • 愿意像对待真正的病人那样融入模拟中
第二期：模拟人与环境（熟悉）	• 地点 • 介绍模拟人或模型，及其特点、真实程度与局限性（虚拟协议） • 模拟人、模拟的或标准化的病人身上哪些检查可以做，哪些不可以做，哪些信息是可以通过询问获得的（毛细血管充盈、皮肤的外观等等） • 技术性环境，以及哪些部分不像所期望的那样 • 哪些设备可以或不能获取 • 可能的支持：电话、救援队等	• 触碰并检查模拟人（听诊、触摸脉搏等等） • 视察环境，检查医疗设备、抢救车里的物资，以及拥有的其他物资等 • 以专业的态度融入剧情（虚拟协议）
第三期：情境案例（每一个剧情都不同）（剧情简介）	• 目前的环境或临床场景 • 一天中的某个时间 • 病人的病史（如果作为教学目标之一，可以通过采集获得） • 介绍导师（们）以及他们在模拟病例与复盘中的角色 • 介绍情境案例 • 介绍在情境案例中可能需要帮助 • 如有必要，为团队分配不同的角色；如果导师在剧情中扮演角色，需要说明	• 聆听情境案例交接的内容 • 与其他团队成员一起融入剧情中（同学和／或助演） • 作为团队的一员承担剧中的某个角色 • 观摩者要留心剧情的发展

1.3.2　不做简介可能引发的问题

在基于模拟的学习过程中,复盘期会受到简介期显著的影响,因为简介期提供的信息通常会把学员们在情境模拟课程中的猜测降到最少。如我们到目前为止讨论的那样,复盘是学习过程中的一个关键期。在这一期里,鼓励大家进行反思。对学员来讲这是一种很特别的方式,因为当学员融入讨论中解释他们的思维框架或想法与行为时,会直接或间接地接受关于他们表现的不同方面的反馈。通过这种方法,学员们能够强化他们的正确判断与职业技能,也有可能意识到那些他们需要摒弃或改进的做法。

在模拟体验前不对学员进行简介,其危害堪比没有复盘。这会损害学习的体验,剥夺参练者与观摩者们在情境模拟课程中某些最重要的部分,特别是出现复杂状况的时候。简介有助于消除学员对导师针对他们的期望的猜测,比如他们在模拟中是否应该像实际临床操作(clinical procedures)那样做。当模拟进行得很热烈时,可能学员们只是简单地假装或是用语言表达某个行为,而不是实际去做,这会导致导师和观摩者认为他们所期望看到的某个行为没有出现。而这可能对接下来情境案例的发展有不好的影响,比如由于导师没有看到学员假装做某一个他/她所期望看到的行为(如给予容量冲击治疗或对病人使用某种药或给氧),导师就会让病人的病情恶化。

能完全省略掉简介的只有一种情况,就是对学员来讲,模拟已经成为常规。例如,在实际工作的场所中,模拟已经作为员工们例行的常规教学活动(每周一次),他们在以前的活动中已经熟悉模拟的过程。另一种可以跳过简介的情况是当导师利用连续递进的三个情境案例,采用快速重复刻意练习的方法(对第二个和第三个情境模拟案例),只是在难度上有轻微的变化时(相应方法见章节3.8)。

1.4　复盘的目的:复盘什么?

复盘是模拟教学的关键部分(Fanning and Gaba 2007)。模拟教学中的学习目标通过特定设计的模拟情境来实现,并通过模拟情境中发生的要点或事件得到强化,复盘的目的则是让学员能够融入针对其与学习目标相关的表现所进行的反思性讨论中。对于任何模拟教学与体验,复盘或其他形式的反馈都是有预设目标的。即便像在基础腔镜模拟器中垒小方块这样简单的练习,也蕴含一些教学目标,至少学员应该得到关于他们技术以及完成练习耗时方面的反馈。

1.4.1　何时选择复盘的目标?

在模拟结束的时候,导师心里应该知道他们要讨论什么。现场没有太多的时间(2~3min)来决定要复盘什么,但是讨论应该基于情境案例的学习目标与学员们的表现。导师应清楚学员们的长处与不足,以及课程相关的学习需求。通常模拟前大家围坐在一起,导师给出课程的学习目标,这就强调需要基于学员的学习需求选择最适合的情境案例。

这也就意味着,通常复盘是围绕既定的学习目标进行的,大家观察到的模拟情境中的要点将是讨论的重点。在情境案例演进过程中这些要点需要标注下来以节约时间,这样在模拟结束以后,导师们短暂地聚在一起,简要地把之前标注的要点与主要学习目标结合起来,加以讨论并达成一致意见。也可以在情境案例结束前使病人维持一段时间的平稳状态,这样也可以争取到一些时间(Cheng et al. 2015b)。此外,在实际复盘中另一些意外出现的情况也可以作为主要的学习目标,并确保能得到充分的讨论。

1.4.2　复盘的目标

选择复盘内容的依据有两个:一是基于在模拟中团队或某些学员被观察到的不足表现;二是所确定的讨论目标的优先性。

这也就意味着学习目标未必是主要的复盘目标,特别是在观察到导致严重错误的某些不足表现时。我们注意到当学员的某些不足表现关乎病人安全并需要探讨时,即使模拟过程已经很好地实现了既定的教学目标,所需讨论的内容也可能与情境案例意图达到的学习目标所要讨论的内容完全不同。

此时我们应当考虑“以学员为中心的复盘”(Cheng et al. 2016b),这样就不需要严格遵照编写情境案例时所计划的讨论要点,而是导师判断对情境案例参练者或所有参与情境模拟课程的学员更重要的其他要点。但是,应当注意的是如果把讨论的焦点集中在小组学员(或某个人)的某一特定表现上,有可能导致原定的学习要点没能讨论到,这样对其他学员来讲是不利的。因为对于情境案例参练者来讲很重要并需要深入讨论的学习点,对其他学员来讲可能是毫无价值的,反之亦然。

在整个模拟课程结束时,讨论到的学习目标有可能与原本想达到的目标完全不同,这样就需要另外再安排一次模拟课程! 例如,有可能复盘结束时的讨论是集中针对病人从药理学角度的临床管理（由于意外发现学员药理知识的不足），而课程原本的计划是讨论团队协作与交流的问题，这样就需要另一次模拟课程来补习。为了避免这种情况，有时有必要让小部分学员等到课程结束后针对他们的特殊问题进行继续讨论或给他们合适的参考文献，这样他们可以自己解决相关的问题。由于参考文献含有情境案例相关的有用信息，它可以是情境案例的一部分，或是被当成"工具箱"的模拟课程的设计模板（Alinier 2011），这在本书的章节 2.9 有详细的描述。

复盘的目标可以是知识、技术性技能，也可以是行为与态度。如果参与模拟演练的是多学科团队，讨论能够涉及团队大部分学员的目标就很重要，比如，如果实际上在情境案例中团队的沟通还可以改进的话，就以"沟通"作为目标。而仅把讨论的焦点集中在某一学科的技术性技能时，则可能是危险的。

情境案例演练结束后观摩者针对参练者进行复盘，观摩者的观察效果存在天生的不足，因为像所有人那样，大脑功能存在着"故意忽视"这一缺陷（Chabris 2017），因此需要参练者解释他们的行为（Youtube 2017）。

因此，观看完情境案例后，在复盘开始时也会意外地发现一些讨论目标。大部分时候是在"反应期"（释放情绪），因为糟糕的团队合作会导致情绪问题，比如：组长对组员们糟糕的任务分工让某些组员有挫败感。如果观看了模拟演练的老师（可能是随后引导讨论的导师）讨论的焦点是病人管理的技术性内容，并没有选择模拟中的这一点进行讨论，那么在复盘过程中释放情绪的时候可以提示老师们，上面的非技术性问题可以讨论，比如沟通。讨论目标有时出现在分析期（见章节 2.4）开始的"描述"部分，比如当组长与组员针对病例诊断理解的分歧变得明显时。如果导师没能注意到学员们之前提出的某一特别的学习点，讨论的目标也可以出现在最后当导师问学员们他们面临什么困难时。

我们甚至有可能在复盘起始阶段中就收集讨论的目标。这就迫使导师一旦观看情境案例演练结束，就要处于放松状态，以开放的心态仔细聆听学员们说了什么，特别要注意年资最低的学员们说了什么。

在观察到的不足表现中，非技术性技能（non-technical skills）极为重要。人为因素（Carayon 2011；St. Pierre et al. 2011）与危机资源管理（Crisis Resources Management，CRM）原则（Gaba et al. 2001；Howard et al. 1992）逐渐成为所有模拟活动的讨论话题。复盘中经常讨论到的人为因素方面涉及学员间在下列因素中的互动：技能操作，指南，操作规范，设备（人体工程学、操作技术、功能等），环境（工效学、音效、布局等），以及与病人、团队成员、家属之间（交流，团队协作,领导力,态势感知,互相支持,决策制定,实践与认知技能等)。这些因素常常导致错误或差一点酿成不良后果,因此通常通过 CRM 训练加以解决,从而防止对病人安全造成危害(Helmreich and Davies 1996)。

表 1.2 给出了发现复盘要点的一些指征,一些在 CRM 方面最常见的针对人为因素的非技术性技能要点,在表 1.3 中有描述。

表 1.2   确定复盘的目标

何时确定复盘的目标

模拟过程中	复盘过程中
导师观察个别学员或整个团队的不足表现(认知、技术、行为)或从观摩者所做的优点 / 不足记录中选择(见章节 8.2 与表 1.5)	反应期:某些组员释放特别的情绪,如忽视、泄气、失败、责备、愤怒等 描述期:组长与组员间针对诊断产生的分歧 回忆困难的部分:展示观摩案例过程中未被看到的学习点
与情境案例的 与情境案例的 学习目标相关 学习目标无关	质疑没能很好执行团队协作原则(反应期与描述期) 技术性与非技术性技能的问题(回忆困难的部分)
选择 3~4 个最重要的不足表现进行纠正或解决,可能对病人最有益,要考虑时间是否足够	

表 1.3   危机资源管理原则以及组员的相应职责

确定身份 / 组长	冷静地站出来:以"10s~10min 原则"(Rall et al. 2008)决定任务分工并定期再评估(译者注:"10s~10min 原则"指发生危机时不要急于马上处置,而是先花 10s 冷静思考一下,这样可以避免甚至需要更长的时间(10min)来纠正因为急于处置而导致的错误);组长与帮忙的组员;组长给组员们分工并要求大家积极参与;组长让每一位都参与决策制定过程。
交流	团队所有人指向性或直接的语言或非语言交流;闭环交流并使用反馈以确保信息与要求被正确地理解、传递并执行。
解决问题	知道问题所在,以及有条理并高效地解决问题的方法。危机状态下应考虑与实施替代解决方案的能力,包括恰当地利用资源。
资源利用	恰当地利用团队成员们的能力、工作场所与行动的时间;恰当地利用技术支持;清楚局限性并早期呼救与早期预见到特殊需求。任务分配有轻重缓急并恰当地分配或再分配任务。
态势感知	组长把想法大声说出来;把评估制定、观察与决策的过程说出来。避免固定的错误,预见可能发生的情况,相互给予支持。持续对状态进行再评估。

资料来源:Hicks et al.(2012)

　　CRM 原则是需要强调的特别重要的部分,通过模拟获得的这些知识已经被证明促进了其应用(Hicks et al. 2012),并对病人有益(Boet et al. 2014)。CRM 的讨论点可以通过强制每一个人对他们的行为、互动及对团队的贡献提问来实现。

　　但是,模拟中所观察到的不足表现的数量可能很快就超过了复盘时间所允许讨论的量,并超过了学员能够掌握的信息与学习点的能力,此时方便的做法是优先选择三到四个要点进行讨论。否则将可能损害复盘的益处,因为学习点如果太多,超过学员可以接受的能力,结果可能是什么也没学到或是学到的都不是最重要的。Miller(1956)的学习理论与研究表明,7±2 似乎是重要的一个学习点数量,因为这个数量不会超过学员工作记忆容量。信息超量会导致工作记忆中的学习效率降低(译者注:working memory,工作记忆。人在进行认知活动时,由于需要,长时记忆中的某些信息被调遣出来,这些信息便处于活动状态。它们只是暂时使用,使用过后再返回长时记忆中。信息处于这种活动的状态,就叫作工作记忆。这种记忆易被抹去,并随时更换。类似电脑的内存。)(Clark et al. 2011)。核实学员不足表现得到纠正时,一定要在复盘结束时检查学员们是否记住了已经讨论过的要点(见章节 2.8)。

　　当出现很多不足表现时,选择哪些内容进行复盘?

　　通常你可以选择与情境案例学习目标相关的不足表现,因为可能最重要,但是也可以选择对病人最有益也是最需要纠正的不足或是学员们最想讨论的部分。例如,我们观察到气管导管没能很好地固定,喉镜操作的手法也很糟糕,即便气管插管成功了,似乎讨论没有很好固定气管导管比喉镜操作更重要,因为这会影响到整个团队,并可能导致再次插管的后果(在真正的病人身上会发生气管导管脱出的风险)。可以在复盘结束时,请插管的那位学员回到训练设备,他们可以在专家的指导下在插管模型上练习,这就解决了后一个问题。用气管插管技术相关的循证参考文献更新用作这一特殊情境案例的支撑工具也是很有用,这样需要它的学员们可以分享这些资料。

　　任何情况下,都不要让学员们讨论太多的学习点,因为他们无法记住所有的点。信息超量甚至对他们记住最重要的几点都是有害的。

1.5 何人、何时、何地？

1.5.1 何人？

参与复盘的人员包括受过良好培训的引导复盘的导师（Decker et al. 2013）、参与模拟演练的学员、教辅人员、助演、演员，有时还有其他同学。这部分同学常常在旁边的教室里观摩情境模拟案例的音视频，因为直接在模拟现场观看会令参练的学员们分神和感到不安。所有模拟演练的参练者、观摩者，以及主要的教辅人员必须参加复盘。

导师一定要记住给参练者与观摩者提前解释。常见要点包括：情境案例结束后直到所有人已经准备好进行复盘前不要进行讨论，提问时要举手，应尊重他人，不要冒犯他人，问"为什么会发生这样的事情？"而不是指责他人，对讨论的内容保密。比较有趣的做法是让观摩者积极参与进来，给他们分发优点 / 不足表单（见章节 1.8.2），并要求在情境案例演练中和复盘中完成，这个表单可以稍后再收集，这样可以从观摩者的角度评估存在的误会或不足；或给两组观摩者分配不同的任务：独立思考或与另一位同学一起思考，最后互相尊重地分享各自的观后感（Angelo and Cross 1993）。

大家都认识到模拟教学课程成功的关键要素之一是由受过良好培训的导师来准备与运行情境案例、引导复盘，这样学员才不会因为他们的表现而感到沮丧或被嘲弄（Leigh 2008）。另一个重要观点是导师要仔细观察学员们参与的整个情境案例（Decker et al. 2013），这样才能引导复盘并提供更多一手信息，而不是对实际发生的事一无所知。导师完全依赖参练者的描述并采用主张 - 探询的方法进行复盘会十分困难。这种着眼于"非亲眼所见的事情"的提问有可能不准确和有争议，可能与复盘想达到的效果相反。

有些情况下，没有导师的引导也可以进行复盘练习；即团队自我复盘。也可以是同学间进行复盘（如团队引导的优点 / 不足法；见章节 1.8.2）。这种方法建议用在时间或导师不够的时候，但是这种方式的复盘不一定能够暴露所有重要的不足表现，因为参练者与观摩者间缺乏独立性，以及存在可能的偏倚，当然，学员们自己也有可能很好地发现问题并有值得表扬的行为。

1.5.2　何时？

对学员们进行复盘的最佳时机通常是模拟结束后马上进行(Gardner 2013；Waxman 2010)。如我们所知，建议在特殊的情况下可以采用情境案例模拟过程中简短的反馈(暂停剧情)(见章节3.4)。主持复盘的导师一定记住要求学员们从情境案例演练结束到每一位都舒服地坐下来并准备好讨论期间都保持安静，这样可以避免他们私下分享自己的第一感受与反应(这些是有价值而且重要的内容)。实际上，这些重要的内容经常都是情绪方面的，导师(们)可能没听到，如果私下就已经宣泄了，在"当众"的反应期可能不容易释放出来。结果是导师可能错过学生反映的这个重要感受，也会错过与CRM原则中不足表现或其他人为因素相关的信息。

抱怨没时间在模拟结束后马上进行复盘绝不是一个能让人接受的借口，这可能导致团队丧失很多学习的机会。因为推迟进行复盘，试图在事后某个时间再把所有学员都召集齐可能更加困难。

无论学员有无经验，在他们应对不熟悉的特定技术或技能操作时，可以采用另一种方法，即"事件内"或"情境案例中"进行复盘，这样有助于在活动中进行反思和掌握性学习(mastery learning)(Eppich et al. 2015)，这将在章节3.4中进行更具体的讨论。

当然特殊情况要特殊对待，对于超大型、多部门、大量伤亡事件的模拟，通常需要针对所有相关部门的负责人与参练者进行一系列复盘。各个部门的复盘报告传递到总负责人那里可能需要相当长的时间，总负责人最终对主要的参练者进行总体的复盘。接下来这些参练者将相应的复盘要点在他们自己的部门中传达，以便采取纠正措施。这可能包括相关培训、全员培训、重大意外事件应急预案的更改，或仅仅针对一些个案采购新设备。

1.5.3　何地？

复盘最好是在模拟场境外的另一个房间进行。这样有利于学员把自己的不同身份区分开来：在情境案例中照护病人，而现在被鼓励对模拟事件与自己的所为进行反思，而反思需要一个让人感到更舒服的环境。这种"出戏"状态(从剧情角色中回归现实)在模拟教学中往往被低估了(Stafford 2005)，也可以在复盘开始前通过脱掉模拟中特殊的着装(手术袍、外套、洗手衣等)部分实现。但如果需要到更衣室脱掉洗手衣和更换衣服，那还是最好让学员们跳过这一步，尽快开始复盘。让学员们在复盘前更衣可能是不恰当的，因为这使他们在复盘的反应期之前有机会相互交流。如章节 1.5.2 中讨论的那样，这可能对反应期是有害的。学员们与导师们应该放松地坐成一圈（Mitchell et al. 2003）以去除任何权威感或监督感。为了让参练者与观摩者更舒服，一些模拟中心会在大家围坐的桌子上准备小吃和茶点，营造放松的气氛，使大家在边吃边喝的同时融入讨论。如果提供的小吃与茶点位于其他地方，则可能会延迟复盘的过程，而且让学员们有悄悄讨论的可能，这对复盘的反应期可能也是有害的。

即使无法提供上述舒适的环境，也应因地制宜，提供最合适的环境，在模拟结束后马上进行复盘。尽管在这方面仍需更多的研究，但已有研究证明物理环境对认知负荷会产生整体影响，并成为学习与表现的决定性因素（Choi et al. 2014）。下述干扰因素最好排除，比如海报、大窗户、背景噪音、有模拟病人（模拟人或是标准化病人）的模拟环境本身，不论模拟病人是处于正常或糟糕的状态（情境案例结束时的病情状态）都不可以。考虑到下列原因，复盘最好是在一个中性的环境下进行，而不是与模拟演练同一个场所：

- 学员们都看着"病人"和设备，因此可能无法完全把注意力集中在复盘上。
- 在本轮复盘后，为下一个即将开始的情境案例准备房间将延迟。
- 复盘还在进行的同时其他人整理房间会让学员们分神。
- 每个人可能都还站着，这样会不太舒服。

一般来讲，如果一个陌生人只是拍一张讨论时的照片，在照片中从座位的安排上不应该轻易就能区分出来谁是复盘的导师。这就是说每个人应该围坐在同一高度，而不是像教室里那样每一个学员都面向站着的"教师"，以显示其某种权威或高人一等，那更像一种以教师为中心的教学方法，会令学员们感到不安。

1.6 引导复盘的导师与协同导师

在 Lambton 和 Prion（2009）的论文中，强调协助模拟课程每一个环节（包括复盘）的团队中，其所需的准备与相关技巧十分重要，另一篇有关模拟教学标准的文献则进一步强调导师的关键性（Boese et al. 2013）。理想情况下，模拟导师需要具备教育、临床与技术方面的专业知识，同时还要兼备人文素养，态度亲和并善于沟通。"复盘的艺术"依赖于导师所需要的个人沟通技巧。如果沟通过于苛刻、粗鲁,或者令人不适、给人以权威感,复盘的效果可能会适得其反。反而可能成为一种负面的学习体验,因为它可能会强化那些不好的临床或专业行为、决策制定、判断或团队合作。后果是学员可能因此采取防御姿态,难以融入,并拒绝任何进一步的评论或反馈。这突出了良好交流技巧的重要性,以免令学员不适。

不同于传统的课堂教学,为了避免出现以上所描述的不良后果,导师应该将自己定位为"共同学习者"(Cho 2015),即"坐在他们中间"而不是坐在或站在他们对面,或比他们高;应该以一种探讨的方式来引导复盘,而不是进行说教。引导(facilitation)的概念源于教育和心理学,团队中的一员,即"引导者",使用开放性的问题、正面强化、助记工具(cognitive aids)和视听资源,协助他人分析、总结与评估问题,并将所学到的内容推导延伸并应用到未来的情况中(Fanning and Gaba 2007)。导师应接受如何引导复盘的正规培训,并将学员视为聪明、能胜任、愿意尽其所能、想要改进,以及开放并愿意学习的人(Kolbe et al. 2015)。然而,这可能并不能解决对导师所有的潜在需求,因为学员们的表现可能需要更强调对团队动态的探讨,而导师可能更多的是临床领域的专家。在可能的情况下,加入一名协同导师,通常具有稍微不同的专业知识或偏好,将是非常有用的(Cheng et al. 2015b)。

导师、协同导师二人组对于引导多专业团队模拟的复盘来说也是最好的方法,因为他们至少可以代表这个情境案例中涉及的两个关键医疗专业。在考虑复盘的时间安排时,应该规划好这个二人组及其工作方式,以确保学员们的体验连贯一致(教育方法,话题的范围:技术与非技术,医疗与护理,或任何选择),并避免任何师资安排上的冲突。重要的一点是,导师与协同导师都应该提前就他们将要使用的技术、方法和教育策略达成一致,包括彼此之间的非语言交流。这为他们提供了一种"授权"对方的方式,采用他们同意的一种特殊信号来对话。这种技术很有用,因为不论是为了解决某个问题需要从学员身上发掘信息进行深入的探讨,还是提前转移到另一个话题,它确保了导师之间不会打断对方。在开始复盘之前,他们需要了解模拟教学目标并观察学员的表现,从而确定复盘的主要目标;这意味着他们应该事先快速地就他们需要涉及的学员的不足表现,以及如何通过复盘来最好地解决这些不足达成一致,具体措施有可能是完全替代或仅仅补充最初制定的教学目标。

复盘就像一种复杂的"神经元舞蹈",需要每个人都全神贯注。任何干扰都会误导和影响复盘的效果。显然,这意味着协同引导复盘的方法不只有好处,也会带来许多挑战(Cheng et al. 2015b)。表 1.4 中列出了协同引导复盘可能的优点与不足。

表 1.4   与协同导师一起引导复盘的优点与不足

协同导师 优点	协同导师 不足
• 导师们可能会有互补的复盘风格,因此使讨论非常吸引人	• 如果导师之间没有很好地配合,可能导致学习体验很糟糕
• 导师们可能具有互补的专业知识与经验	• 相互都可能使用对方不能接受的复盘方法
• 两位导师能为要复盘的案例带来不同观点	• 没有共同进行准备可能会导致导师们不能和谐地工作,解决学习目标的心理模式不能达成一致
• 一位导师可以防止另一导师忘记向学员或助演提问,因为正在实施复盘的那位导师承受着巨大的认知负荷	• 导师间潜在的权力争夺、主导或分歧的冲突
• 当复盘遇到困难并需要弥补不足时,导师间可以互相支持	• 如果导师们事先没有一个关于在给定的时间范围内谁想要涵盖什么内容的规划,则在对纠正学员哪些不足方面会存在分歧
• 当学员持续存在困惑时,另一位导师可以通过重新措辞来提供清晰的解释	• 在多专业团队的模拟活动中,由于个人兴趣、议程或专业偏见,导师们会争着涵盖他 / 她认为更有价值的知识点
• 另一位导师可以交叉核对学员对要点的理解,确保不足的方面得到纠正	• 其中一名导师可能沉默寡言,因此不能指望他担任协同导师的角色
• 让另一名导师参与复盘,有助于师资培训;作为一名新手导师,他 / 她可以通过观察或在督导下复盘来获得经验	• 导师中的一位使得另一位无法充分发挥其专业或优势
• 导师可以代表参加模拟教学的两个专业,特别是在处理多专业团队学员学习时	• 导师可能会打断对方或学员,让他们没有机会表达自己
• 其中的一位导师可以掌控时间并确保已经涵盖或还需要补充解决的教学目标	• 两位导师各自代表本专业的学员,故而忽视了其他专业的学员
	• 使用两位导师增加了人力资源成本
	• 在只有一个或两个学员时,使用两位导师可能会被认为过度使用"教育资源"

导师们应营造一种积极的、没有威胁的、相互尊重的学习氛围,让学员们相信,在情境模拟期间发生的事将会受到保密。因此,"一个唱红脸,一个唱白脸"的方法可能不是最好的方式。以圆桌为中心围坐的形式让所有学员与导师在同一视平线上,可以让学员们能以参与的态度融入复盘中。然而,我们认识到,采用最佳座位安排并不总是可行,因为包括观摩者在内的学员人数也是重要的考虑因素(见章节 1.5.3)。根据 Weimer 的观点,将教师的角色从求知路上唯一的领导者变为"同行者",这是一种重要的模式改变(Cheng et al. 2016b)。同样,非语言手势和面部表情展现出对学员的关注有助于促进讨论

和反思学习,而消极的肢体语言和面部表情则可能成为障碍。出于尊重,导师们之间使用的非语言交流,应该是中立和慎重的。

为了促进两名导师成功地协同引导复盘,Cheng 等(2015a,b)提议使用协同引导复盘的项目核查表,这个工具的应用在章节 3.2 中有进一步的说明。它所包含的大多数要点在本节中已经描述过,但是其中许多也适用于只有一名导师的情况。

1.7 不同的复盘模式与框架

人们已经开发出来了不同的方法(或多或少都是结构化的)引导模拟体验后的讨论。这种讨论更普遍地应用于各种领域,并得到越来越多的关注,其他的引导方法也层出不穷。

本书推荐下列几种讨论框架或模式,其中包含了多种可能的方法。目前能证明一种方法优于另一种的证据十分有限。虽然有资料表示某些方法可能会更有用、更有效(Sawyer et al. 2016a),但是导师应基于教学环节的具体背景与学习目标,选择他们最擅长且能为学员带来最大好处的模式与方法(Sawyer et al. 2016a)。

1.7.1 复盘的三期模式

这种具备至少三大主要分期的复盘方法可以看作是一种结构化的复盘,三大主要分期有反应期、分析(或理解)期、总结期(Gardner 2013;Rudolph et al. 2008)。使用结构化的方法有助于学员明白复盘的过程,亦能更好地引导反思与学习(Neill and Wotton 2011)。

结构化的复盘必须有简介与结语(Rudolph et al. 2008),这使其看起来可能像有五个分期的过程,而且应在模拟事件以后尽快实施(Waxman 2010)。目前,除了要求保障足够长的时间以覆盖预设的目标并纠正不足表现外,尚无对于复盘时长的特定要求。时间长度也主要取决于所采用的复盘方法、模拟活动的类型,以及所涉及的学员。因此,复盘时长需要灵活安排(Decker et al. 2013)。根据情境案例的复杂性和所涉及专业的数量,一场复盘通常会持续20~45min(Der Sahakian et al. 2015;Donoghue et al. 2011),这差不多是模拟体验或实际上手练习环节时长的 2 倍(levett-Jones and Lapkin 2014),或者至少与学员参与的实际情境案例的时长相同(Jeffries and Rizzolo 2006;Waxman 2010)。

1.7.2　其他复盘模式

除了推荐的三期模式以外,其他包含了三大主要分期的模式也有报道。简介如下:

1. RUST模式(图1.2)　反应(reaction)、理解(understanding)、总结(summary)、重要结论(take-home message);特色是在"总结"环节之后增加了"重要结论"(Karlsen 2013)。

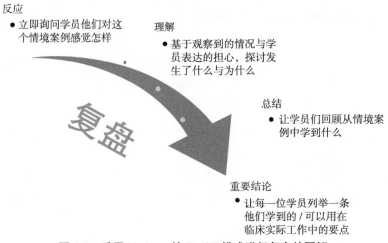

反应
- 立即询问学员他们对这个情境案例感觉怎样

理解
- 基于观察到的情况与学员表达的担心,探讨发生了什么与为什么

总结
- 让学员们回顾从情境案例中学到什么

重要结论
- 让每一位学员列举一条他们学到的/可以用在临床实际工作中的要点

图 1.2　采用 Karlsen 的 RUST 模式进行复盘的图解

2. GAS 模式(图 1.3)　收集(gather)、分析(analyze)、总结(summarize)(Cheng et al. 2012;Phrampus and O'Donnell 2013)。

复盘三期模式 (章节2.10,图2.2)	介绍	反应	分析	总结	结语或结论
RUST模式 (Karlsen,2013) (图1.2)	介绍	反应	理解	总结	重要结论
GAS模式 (Phrampus& O'Donnell,2013)		收集	分析	总结	
3-D模式 (Zigmont等,2011)	介绍或简介前期	缓和	探索	深化	总结学到的教训
钻石模式 (Jaye等,2015)		描述	分析	应用到其他类似的情况	
3-R模式 (Thompson,2004)		回顾	反应	提醒	

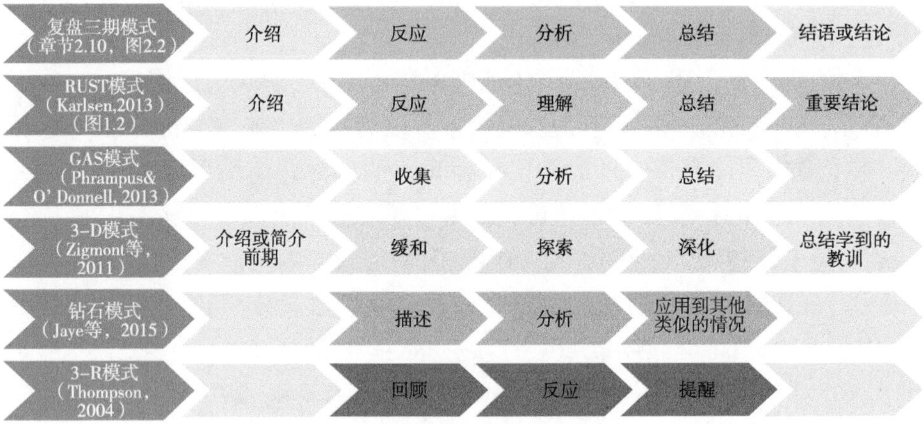

图 1.3　不同复盘模式的相似之处

3. 3-D模式　缓和（defusing）、探索（discovering）、深化（deepening）（Zigmont et al. 2011）。

4. Diamond（钻石）模式（Jaye et al. 2015）。

5. 3-R模式　回顾（review）、反应（response）、提醒（remind）（Thompson 2004）。

GAS模式被描述为一种在模拟后的"结构化与支持性"复盘模式（Phrampus and O'Donnell 2013）。目前线上发布有GAS的视频演示（Wang et al. 2011），展示了GAS取决于导师积极地聆听参与情境案例学员的阐述，在必要时通过提问确认相关问题以获得额外的信息（收集期），解释分享的内容（分析期），以及促使学员重述学习要点（总结期）（Balzeck et al. 2016；Cheng et al. 2012）。

上述模式也与复盘的3-D模式类似（Zigmont et al. 2011），后者表示的是"缓和-探索-深化"（defusing-discovering-deepening），也可以用于真实或模拟事件后，鼓励学员们从他们的体验中学习。与前面列出的其他模式类似，该模式事实上会出现在学习过程中其他十分关键的阶段之前或之后。

复盘的"钻石"模式最早发表于2015年（Jaye et al. 2015）。其包括由过渡步骤分割开的三个期：1期为描述，过渡步骤是揭示情境案例的学习目标与对所应对情况的预期处理方式；2期为分析，是针对总结的过渡步骤；3期为应用到其他类似情况中。尽管学员常常在复盘开始时会被问到"那么，发生了什么？"，以及在分析阶段被问到"你对此有何感受？"，但该模式并没有明确地包含一个反应期。

复盘的3-R模式则明显是源于国际重大事件应激基金会（ICISF 2017；Thompson 2004）。回顾（review）阶段包括了诸如"怎么样？""你觉得你做得怎样？""你做了什么不适宜的事情？"反应（response）阶段的目标是引出团队成员对于自身看法的意见，以及他们对于其表现可能存在的顾虑。提醒（remind）阶段则是促进团队成员牢记应该做的事情（Thompson 2004）。

1.7.3　复盘多期模式与框架

现在已有一些复盘的多期模式与框架，如Mitchell模式、4E、GREAT、TeamGAINS、DEBRIEF、LEARN，以及DML（通过复盘实现有效学习，debriefing for meaningful learning）（见章节2.5）。

1. Mitchell模式　1993年，重大事件应激复盘模式（Mitchell and Everly 1993）发表，其目的在于减缓经历重大事件所致的应激。该模式包含七个独立的阶段：介绍、事实、想法、反应、症状、辅导与重临（introduction，facts，thoughts，reaction，symptoms，teaching，and re-entry）。尽管该模式设计用于临床复盘，其包含的基本步骤也可以重点用于模拟复盘中的情感甚至症状方面的问题。

2. 4E Mort 与 Donahue（2004）建议复盘模式应涵盖事件（events）、情感（emotion）、共情（empathy）、解释（explanation）四个方面的讨论，与所有基于探询的复盘方法都相关。上述 4 个方面对于所有情境学习过程都是关键要素，因为讨论这些要素同时有助于学员与导师对已发生的事件能有更好的理解。导师应通过肯定学员的想法与情感都是合情合理的来展现与学员的共情，建立与维持一种心理上安全而又能令人融入的学习氛围。

3. GREAT 法 尽管没有具体阐述如何实施复盘，Owen 和 Follows（2006）提出了以助记符 "GREAT" 作为一种临床模拟中实施复盘的项目核查表，鼓励导师们：

- 参考与该情境案例管理相关的最新最佳证据 "指南"（guidelines）。
- 在缺乏指南的情况下使用已发表的综述中的 "建议"（recommendations）。
- 给予学员时间对模拟进行反思，从而识别关键 "事件"（events）。
- 帮助学员针对模拟体验及其表现进行细致 "分析"（analysis）。
- 帮助学员识别哪些所学内容可以 "转化" 运用到临床实践中（transfer）。

在复盘中使用 "GREAT" 时，除了最后一条可用在复盘总结中以外，字母顺序并不代表其内容出现的先后顺序。相反，在分析情境案例的不同部分时导师常常需要在各要素之间来回跳转。本模式中的前两个字母涉及的内容需要提前准备，包括：导师、精心设计并及时更新的案例，以及各种可用的信息。而后面三个字母则需要学员思考学习体验及其对自己将来临床实践的意义。

4. TeamGAINS 模式 该模式中，导师通过六个连续的步骤引导复盘，包括：

- 学员们的反应。
- 对情境案例的临床部分进行复盘。
- 从模拟转换到现实工作。
- 讨论行为技能及其与临床结果的关系。
- 总结学习体验。
- 必要时在督导下练习临床技能（Kolbe et al. 2013）。

TeamGAINS 整合了数种针对模拟团队进行复盘的方法，包括引导下的团队自我改正（guided team self-correction）、主张 - 探询（advocacy-inquiry），以及系统建构主义者（and systemic-constructivist，GAINS）（Sawyer et al. 2016a）。

5. DEBRIEF 该复盘框架是将美国军队的事后回顾（after action review）

方法用在模拟医学领域中,并用首字母缩写来帮助记忆步骤。该七步框架包括定义(defining)复盘规则,解释(explaining)学习目标,各种行动的基准(benchmarking,基本标准与规范),回顾(reviewing)模拟中预期的行为,确定(identifying)已发生的事件,核查(examining)事件为何会如此发生,以及归纳(formalizing)所学内容(Sawyer and Deering 2013)。这种形式的独特之处在于明确列出了学习目标,需要有清晰的行为标准(来参照对比),以及公布导师在模拟中的明确期待的内容(Sawyer and Deering 2013)。

6. LEARN 该框架由 Sigalet 开发,可用于帮助培训老师有效地组织模拟教育的反馈环节。LEARN 框架具体描述为:

- L(learning objective,学习目标):培训师需要参照学习目标来考虑观察到的不足表现。
- E(emotion,情绪):培训师应要求学员表达关于模拟环节的任何情绪。
- A 与 R(actions and reflection,行动与反思):此处可用多种方法(指令反馈、优点 / 不足、主张 - 探询)。

整个环节以步骤 N(next steps,下一步)作为终结:在此步骤中,导师要求学员提供从本环节中学到的一点内容,以及下一次遇到该情况应该怎样做(Sigalet 2017)。

7. DML 模式(通过复盘实现有效学习)(详见 2.5 节) 该复盘模式分融入、探讨、解释、阐述、评价与拓展六个阶段,以一种反复而又一致的过程进行引导性反思(Dreifuerst 2015)。该模式使用特定的提问改进学员的临床判断与临床思维技巧,已经用在了护理专业的学生中(Dreifuerst 2015)。

1.7.4 PEARLS 框架

Eppich 与 Cheng(2015)提出的 PEARLS(promoting excellence and reflective learning in simulation)框架源于三期模式,并在"反应期"(或"收集期")与"分析期"之间插入了"描述期"这样一个第二期。根据教学内容(技术 / 认知 / 行为方面)、可用时间、学员行为的逻辑性(很明确或需要深入探讨),该框架中可采用的教学策略很灵活。换而言之,PEARLS 框架提倡一种混合的复盘方法,导师可以采用数种常用策略来探讨情境案例中的多个学习知识点。图 1.4 所示为简化版的 PEARLS 框架,其中清楚地说明了使用任一推荐的复盘策略处理各个学习目标的时机取决于前面所述的各种因素。学员的自评可通过优点 / 不足的过程实现;而复盘一般使用主张 - 探询的方法,因为已有前面的反应期与描述期以及最后的总结期作为补充。

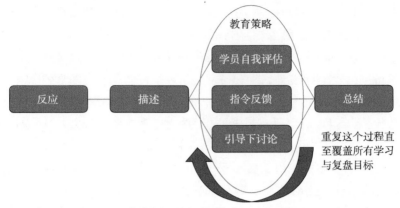

图 1.4　PEARLS 复盘框架简化版，源自 Eppich 和 Cheng（2015）

1.8　不同的复盘方法与交流策略

新的发展趋向是在统一模拟后复盘阶段采用不同的方法，包括在适当的情况下给予指令反馈。如果单独使用，它本身就不属于"复盘"，但它有时会与其他交流方法一起被应用在诸如 PEARLS 框架（Cheng et al. 2016a）（图 1.4）这样全面的复盘过程中。这里的关键点是它应与当时的情境、学员行为、时间分配，以及打算纠正的不足表现相适应。

体验学习之后的交流方式有许多（Cheng et al. 2014；Dismukes et al. 2006；Monash University 2015；Sawyer et al. 2016b）。本章选择了其中四种，它们在结构上有所不同，并作为模拟医学实践中主要的教育行为回顾方法常在最近的出版物中出现：指令反馈、优点/不足、事后回顾，以及主张-探询进行针对性的引导。

1.8.1　指令反馈

从字面上看，反馈是一种由导师向学员传递信息的单向的交流方式，而复盘则是双向、互动的讨论（Sawyer et al. 2016a）。

尽管两者经常被互换使用（Ker and Bradley 2014；Meakim et al. 2013），但在实际情况下反馈并不等同于复盘，它只是单向的信息传递过程（Brinko 1993；Telio et al. 2015）。模拟医学词典将反馈定义为"基于学员在活动中的表现或其后果，信息被传递回学员的活动"（Lopreiato 2016）。它本身并不是一种复盘的方法，而是一种交流策略，当需要节省时间以覆盖学习目标，并且不需要学员太深入进行反思的时候，可以间断使用（Cheng et al. 2016a）。如果它是在复盘中使用的唯一方法,那么导师就扮演了"教"师的角色。指令反馈是在模拟教学活动后给学员的一种以结果为中心的、说教的、教师主导的报告。它是基于对行动、事件或过程的评估,主动向学员传递纠正信息的方法(Archer 2010;Hatala et al. 2014;Lefroy et al. 2015)。在这种情况下,"导师"更像一位"教"师而不是讨论的引导者,只是陈述学员的不足表现,如果运气好的话还会提供解决方案,以此促进学员提高水平。因此,学员更被动,因为互动较少,他们主要表现为信息的接收者。当有时间限制(非常快速的复盘),并且学员的不足表现只是技能和/或知识而不是理念时,这种方法很有效。

指令性、建设性的专家反馈的优点是,它能快速纠正不足或者至少可以强调学员的不足表现。当给予建议的原因很明显,没必要讨论时,指令反馈尤其适用(Cheng et al. 2015a;Eppich and Cheng 2015)。该方法应用的另一个例子是在 OSCE 考试时,只能在一个站点的末尾才有很短的时间专门向个别学员提供反馈(Alinier 2003)。

然而,指令反馈有几个缺陷:①它并不一定要探究行为的意图(思维框架),所以这个行为可能仍然是错误的;②有变成评判性复盘的风险,特别是当导师摆出权威姿态时;③学员除了作为信息接收者之外,并不能真正融入讨论,因为它是由教师主导的;④它缩短了讨论的时间,而且通常不允许有太多的争论(Cheng et al. 2015a)。

如果组织方式欠考虑,它会对学员的情绪产生消极影响(Lefroy et al. 2015)。在提供指令反馈时,学员的心理安全也是需要仔细考虑的一个方面。大多数教育者都熟悉"三明治反馈"法,在这种方式下,积极的评论出现在消极的观点或批评的前后。虽然表扬通常有助于保持学员的自信,但这可能并不能真正改进他们将来的表现(Parkes et al. 2013)。Kurtz et al. (2016),Cantillon 和 Sargeant(2008),以及 Pendleton et al.(2003)建议了一些略微不同的方法,提供了一些其他的反馈相关的例子,这些方法与复盘的常用方法大体相似,即更加以学员为中心,引导学员参与到产生建议的过程中。

因此,我们可以说,指令反馈是一种不完整的复盘形式,因为它没有阐明学员的行为或思考背后的根本原因,但它可以作为复盘过程的一部分。复盘的目的是通过促进反思的讨论来实现对学员的反馈,有助于阐明学员的思维框架,这是在纠正学员表现和知识不足方面的一个更有效的方法。

1.8.2 优点/不足

优点/不足是一种以过程为中心的、学员主导的复盘方法,通常由导师来引导（Fanning and Gaba 2007）。学员被问道："在这个情境案例中，做得好的方面是哪些？"［优点，Plus（+）］并让所有人来回答。当所有的答案都被引发出来时，导师会问："哪些可以改进？"或者"哪些可以做得更好？"［不足，delta（Δ）］（Klair 2000）。

它的优点是：①快速简单；②是一种学员主导的复盘，因为学员在这个过程中可以自我评价；③可以在很短的时间内提出许多解决方案，得到一些改进建议，特别是如果导师要求每个人在一张便利贴上写优点，在另一张上写不足，然后把它们贴在黑板上。这样，每个人都能独立地回答问题，实现了优点 / 不足的复盘，从而丰富讨论内容。

它的缺点是：①如果没有严格地"遵照"规则，例如按时间顺序对正面和负面的要点进行讨论，很容易会迷失讨论的方向；②它会错过讨论学员行为背后的意图，因为它不会问"为什么？"；③从技术上讲，通常是导师在纠正不足表现（Cheng et al. 2015a；Eppich and Cheng 2015），因此，它并没有促进学员自我反思。

这种方法可以用来陈述那些可能表现得更好的要点；也可以用来形成讨论点，这些讨论点稍后将以一种更深入的方式进行探讨，即主张 - 探询的方式。优点 / 不足的另一种用法也被称作优点 / 不足 / 优点（Plus/delta/Plus）（O'brian et al. 2017）。

在情境案例中，可以将优点 / 不足的方法扩展到观摩者，观摩者可以记录下学员（参练者）需要被表扬的方面或需要改进的方面，如表 1.2 所示。这样可以让观摩者变得积极主动，有时也可以使用"优点 / 不足填空表"来发现观摩者的不足。（译者注：尽管观摩者并没有参与到情境案例的演练中，但通过他 / 她对参练者的评价，可以了解观摩者的某些观点，进而可以发现观摩者的不足，并进行讨论。）

1.8.3　事后回顾

事后回顾（after action review，AAR）是一种改良的优点 / 不足法，用来探究行为的意图。几十年来，它一直被广泛应用于军事领域。它也是一个由导师引导的、以过程为中心、学员主导的反馈过程（Sawyer 和 Deering 2013）。首先，通过两个问题揭露事实："预期发生什么？"和"到底发生了什么？"这让学员能意识到不足（或差异）的重要性。然后，导师开始讨论两个问题："为什么会有不同？"和"我们能从中学到什么？"在模拟教学中，最后一个问题也可以这样问，通过与团队一起回顾哪些方面进展顺利，哪些不顺利，以及如果在现实生活中遇到类似的情况，他们会做什么不同的事情来达到学习目的（Sawyer 和

Deering 2013）。通过对行动的整体目的,而不是个人的目的进行探讨,达成一致意见。最后的问题是寻求改进,即使学员的不足表现没有被完全地识别、探讨或解决。

它的优点是:①是一种学员主导的复盘技术;②讨论的互动性很强;③在某种程度上探讨了行为的意图;④能快速提供改进思路的方法。

它的缺点是:①对不足表现只是进行了假设,而没有清晰地表述;②这是团队对当时情况的大体映像,很容易忽略深入了解个体的思维框架与其具体行为的意图。

1.8.4 主张 - 探询针对性引导

2006 年哈佛的模拟教育团队介绍了一种“开诚布公地复盘”（Debriefing with good judgment）（Rudolph et al. 2006,2007）。这是最知名的交流方式之一,是一种结构化的复盘,它将导师定位为一位认知侦探。它采用了一种主张 - 探询（advocacy-inquiry）的对话技巧来发现学员在认知和行为方面的不足（Eppich and Cheng 2015）。

我们将遵循这样一种复盘框架,其源自于 Rudolph 的“开诚布公地复盘”（Rudolph et al. 2006）,补充了 Eppich 和 Cheng 的 PEARLS 框架中的部分元素来引导复盘过程,在分析期可以使用不同类型的教育回顾方法——指令反馈、优点 / 不足、有针对性的引导（Eppich and Cheng 2015）,还包括主张 - 探询。表 1.5 总结了上述四种主要的教育回顾方法的特点,包括这些方法中“导师”与“学员”的角色、其建立的基础、优缺点、哪些场景与领域可以被使用。

在之前描述的不同的复盘模式和框架中,可以使用不同的交流策略,如指令反馈、优点 / 不足、事后回顾以及主张 - 探询。

1.8.5 其他形式的反馈

之前介绍的“指令反馈”,是导师以教师的形式在具体情境案例中给学员提供反馈,除此以外,我们还要介绍“自动反馈”“同学反馈”与“自我复盘”的概念。

自动反馈（auto feedback）是通过提问来引导学员们反思,从而作出的自我反馈。导师并不是直接批评或表扬,而是帮助学员们理解情境案例中发生了什么,或者如果他们在场景中采取不同的行动时应该发生什么。这是一种比同学反馈（peer feedback）更安全的方法,同学之间的反馈可能由于某些人缺乏以一种得体或有礼貌的方式提供反馈的能力,甚至可能提供不准确的反馈

表 1.5 四种主要的教育表现回顾方法的总结

	指令反馈 老师为中心 老师引导	优点/不足 学员为中心 老师引导或学员自我引导	事后回顾 学员为中心 老师引导或学员自我引导	主张-探询 学员为中心 老师引导
导师角色	作为教师,积极提供指导,提供正确的信息,解决方案,并纠正不足表现	提问,纠正大部分不足表现	提问	提问,想要了解行为背后的原因(思维框架)
学员角色	被动,很少或没有机会互动	积极参与,给予大多数解决方案	积极参与,给予大多数解决方案,以团队的方式纠正不足表现	非常积极地参与,提供解决方案,纠正所有的不足表现
反馈的基础	根据观察提出大体的结果	确定预期的和实际发生的情况之间的区别	确定为什么会发生这样的情况和实际发生的区别(对于团队)	确定为什么会发生这样的情况(对于学员个人)
优势	快速 解决知识或技术问题	快 容易实施 学员主导 多种解决方案 互动	学员主导 探索团队的目的 互动	学员主导 探索学员个体的目的和框架 互动非常多
不足	对行为的目的或理由不作任何探讨 有倾向于评判的风险 学员没有参与 交流中没有讨论	很难按预先计划内容实施 对行为的目的没有探讨	没有明确解决不足表现 缺乏深入了解学员的思维框架	可能需要更多的时间
可以使用的场景和领域	有时间限制的情况下 适用于解决知识和技术问题	有一些时间来进行讨论,但教师仍然能够及时结束 可以解决很多问题(认知/行为/技术)	有时间进行复盘 适当地进行引导 可以解决很多问题(认知/行为/技术)	有充足的时间同来进行复盘,这样导师可以花一段时间同来引导学员进行反思 主要解决知识/认知/行为问题

（Davis et al. 2006）。只有在建立了明确的相互尊重的基本规则,并且导师有能力随时在学员抗拒接受反馈时重新控场的情况下,才能使用同学反馈。学员需要一定程度的临床经验和理解力才能很好地融入这个过程。同学反馈也可以是指令反馈的一种形式。

自我复盘是一种完全不同的方法,因为在这一过程中,除了最初的介绍之外,没有任何地方需要导师（Boet et al. 2011）。它需要学员成熟与自律,这样他们才能有效、独立地融入反思学习的过程中。在反思性模拟框架（reflective simulation framework,RSF）（Jones and Alinier 2015）中提出的一种视觉虚拟助手,可以在一定程度上帮助指导自我复盘过程。麻醉医生非技术技能（ANTS）量表也被用于指导这一过程中的学员（Boet et al. 2011）,或者学员能够回放他们情境案例的视频（Isaranuwatchai et al. 2016）。迄今为止的研究表明,在这两种情况下,自我复盘是一种讨论非技术技能的有效方法,值得考虑（Boet et al. 2011；Isaranuwatchai et al. 2016）。

参考文献

Alinier G (2003) Nursing students' and lecturers' perspectives of objective structured clinical examination incorporating simulation. Nurse Educ Today 23(6):419–426. Retrieved from http://www.ncbi.nlm.nih.gov/entrez/query.fcgi?cmd=Retrieve&db=PubMed&dopt=Citation&list_uids=12900190

Alinier G (2007) A typology of educationally focused medical simulation tools. Med Teach 29(8):e243–e250. Retrieved from http://www.ncbi.nlm.nih.gov/entrez/query.fcgi?cmd=Retrieve&db=PubMed&dopt=Citation&list_uids=18236268

Alinier G (2011) Developing high-fidelity health care simulation scenarios: a guide for educators and professionals. Simul Gaming 42(1):9–26

Angelo TA, Cross KP (1993) Classroom assessment techniques: a handbook for college teachers. Jossey-Bass, San Francisco

Arafeh JM, Hansen SS, Nichols A (2010) Debriefing in simulated-based learning: facilitating a reflective discussion. J Perinat Neonatal Nurs 24(4):302–309

Archer JC (2010) State of the science in health professional education: effective feedback. Med Educ 44(1):101–108

Blazeck AM, Katrancha E, Drahnak D, Sowko LA, Faett B (2016) Using interactive video-based teaching to improve nursing students' ability to provide patient-centered discharge teaching. J Nurs Educ 55(5):296–299

Boese T, Cato M, Gonzalez L, Jones A, Kennedy K, Reese C et al (2013) Standards of best practice: simulation standard V: facilitator. Clin Simul Nurs 9(6):S22–S25

Boet S, Bould MD, Bruppacher HR, Desjardins F, Chandra DB, Naik VN (2011) Looking in the mirror: self-debriefing versus instructor debriefing for simulated crises. Crit Care Med 39(6):1377–1381

Boet S, Bould MD, Fung L, Qosa H, Perrier L, Tavares W et al (2014) Transfer of learning and patient outcome in simulated crisis resource management: a systematic review. Can J Anesth

61(6):571–582

Brinko KT (1993) The practice of giving feedback to improve teaching: what is effective? J High Educ 64(5):574–593

Burbach B, Barnason S, Thompson SA (2015) Using "think aloud" to capture clinical reasoning during patient simulation. Int J Nurs Educ Scholarsh 12(1):1–7

Cantillon P, Sargeant J (2008) Giving feedback in clinical settings. BMJ 337(nov10_2):a1961–a1961

Carayon P (2011) Handbook of human factors and ergonomics in health care and patient safety. CRC Press, Boca Raton, FL

Chabris C (2017) The invisible Gorilla, and other critical everyday cognitive limitations. Paper presented at the International Pediatric Simulation Symposia and Workshop (IPSSW), 1–3 June 2017, Boston, MA, USA

Cheng A, Rodgers D, van der Jagt É, Eppich W, O'Donnell J (2012) Evolution of the pediatric advanced life support course: enhanced learning with a new debriefing tool and web-based module for pediatric advanced life support instructors*. Pediatr Crit Care Med 13(5):589–595. doi:10.1097/PCC.0b013e3182417709

Cheng A, Eppich W, Grant V, Sherbino J, Zendejas B, Cook DA (2014) Debriefing for technology-enhanced simulation: a systematic review and meta-analysis. Med Educ 48:657–666. doi:10.1111/medu.12432

Cheng A, Grant V, Dieckmann P, Arora S, Robinson T, Eppich W (2015a) Faculty development for simulation programs: five issues for the future of debriefing training. Simul Healthc 10(4):217–222

Cheng A, Palaganas JC, Eppich W, Rudolph J, Robinson T, Grant V (2015b) Co-debriefing for simulation-based education: a primer for facilitators. Simul Healthc 10(2):69–75

Cheng A, Grant V, Robinson T, Catena H, Lachapelle K, Kim J et al (2016a) The Promoting Excellence and Reflective Learning in Simulation (PEARLS) approach to health care debriefing: a faculty development guide. Clin Simul Nurs 12(10):419–428

Cheng A, Morse K, Rudolph J, Arab AA, Runnacles J, Eppich W (2016b) Learner-centered debriefing for health care simulation education: lessons for faculty development. Simul Healthc 11(1):32–40

Cho SJ (2015) Debriefing in pediatrics. Korean J Pediatr 58(2):47–51. doi:10.3345/kjp.2015.58.2.47

Choi H-H, Van Merriënboer JJ, Paas F (2014) Effects of the physical environment on cognitive load and learning: towards a new model of cognitive load. Educ Psychol Rev 26(2):225–244

Clark RC, Nguyen F, Sweller J (2011) Efficiency in learning: evidence-based guidelines to manage cognitive load. Wiley, San Francisco, CA

Davis DA, Mazmanian PE, Fordis M, Van Harrison R, Thorpe KE, Perrier L (2006) Accuracy of physician self-assessment compared with observed measures of competence: a systematic review. JAMA 296(9):1094–1102

Decker S, Fey M, Sideras S, Caballero S, Boese T, Franklin AE et al (2013) Standards of best practice: simulation standard VI: the debriefing process. Clin Simul Nurs 9(6):S26–S29

Der Sahakian G, Alinier G, Savoldelli G, Oriot D, Jaffrelot M, Lecomte F (2015) Setting conditions for productive debriefing. Simul Gaming 46(2):197–208. doi:10.1177/1046878115576105

DeVita MA, Schaefer J, Lutz J, Wang H, Dongilli T (2005) Improving medical emergency team (MET) performance using a novel curriculum and a computerized human patient simulator. Qual Saf Health Care 14(5):326–331. doi:10.1136/qshc.2004.011148

Dieckmann P, Gaba D, Rall M (2007) Deepening the theoretical foundations of patient simulation as social practice. Simul Healthc 2(3):183–193

Dieckmann P, Molin Friis S, Lippert A, Østergaard D (2009) The art and science of debriefing in simulation: ideal and practice. Med Teach 31(7):e287–e294. doi:10.1080/01421590902866218

Dine CJ, Gersh RE, Leary M, Riegel BJ, Bellini LM, Abella BS (2008) Improving cardiopulmonary resuscitation quality and resuscitation training by combining audiovisual feedback and debriefing*. Crit Care Med 36(10):2817–2822

Dismukes RK, Gaba DM, Howard SK (2006) So many roads: facilitated debriefing in healthcare.

Simul Healthc 1(1):23–25

Donoghue A, Ventre K, Boulet J, Brett-Fleegler M, Nishisaki A, Overly F et al (2011) Design, implementation, and psychometric analysis of a scoring instrument for simulated pediatric resuscitation: a report from the EXPRESS pediatric investigators. Simul Healthc 6(2):71–77

Dreifuerst KT (2010) Debriefing for meaningful learning: fostering development of clinical reasoning through simulation. Faculty of the University Graduate School in partial fulfillment of the requirements for the degree Doctor of Philosophy in the School of Nursing, Indiana University

Dreifuerst KT (2015) Getting started with debriefing for meaningful learning. Clin Simul Nurs 11(5):268–275

Eppich W, Cheng A (2015) Promoting Excellence and Reflective Learning in Simulation (PEARLS): development and rationale for a blended approach to health care simulation debriefing. Simul Healthc 10(2):106–115. doi:10.1097/sih.0000000000000072

Eppich W, Hunt E, Duval-Arnould J, Siddall V, Cheng A (2015) Structuring feedback and debriefing to achieve mastery learning goals. Acad Med 90(11):1501–1508. doi:10.1097/acm.0000000000000934

Falcone RA, Daugherty M, Schweer L, Patterson M, Brown RL, Garcia VF (2008) Multidisciplinary pediatric trauma team training using high-fidelity trauma simulation. J Pediatr Surg 43(6):1065–1071

Fanning RM, Gaba DM (2007) The role of debriefing in simulation-based learning. Simul Healthc 2(2):115–125

Gaba D, Howard SK, Fish KJ, Smith BE, Sowb Y (2001) Simulation-based training in Anesthesia Crisis Resource Management (ACRM): a decade of experience. Simul Gaming 32(2):175–193

Gardner R (2013) Introduction to debriefing. Semin Perinatol 37:166–174

Hatala R, Cook DA, Zendejas B, Hamstra SJ, Brydges R (2014) Feedback for simulation-based procedural skills training: a meta-analysis and critical narrative synthesis. Adv Health Sci Educ 19(2):251–272

Helmreich RL, Davies JM (1996) 3 Human factors in the operating room: interpersonal determinants of safety, efficiency and morale. Baillière's Clin Anaesthesiol 10(2):277–295

Helmreich RL, Wilhelm JA (1991) Outcomes of crew resource management training. Int J Aviat Psychol 1(4):287–300

Hicks CM, Kiss A, Bandiera GW, Denny CJ (2012) Crisis Resources for Emergency Workers (CREW II): results of a pilot study and simulation-based crisis resource management course for emergency medicine residents. CJEM 14(06):354–362

Howard SK, Gaba DM, Fish KJ, Yang G, Sarnquist FH (1992) Anesthesia crisis resource management training: teaching anesthesiologists to handle critical incidents. Aviat Space Environ Med 63(9):763–770. Retrieved from http://www.ncbi.nlm.nih.gov/entrez/query.fcgi?cmd=Retrieve&db=PubMed&dopt=Citation&list_uids=1524531

ICISF (2017) International critical incident stress foundation. Retrieved from https://www.icisf.org/. Accessed 22 Jun 2017

Isaranuwatchai W, Alam F, Hoch J, Boet S (2016) A cost-effectiveness analysis of self-debriefing versus instructor debriefing for simulated crises in perioperative medicine in Canada. J Educ Eval Health Prof 13:44

Jaye P, Thomas L, Reedy G (2015) 'The Diamond': a structure for simulation debrief. Clin Teach 12(3):171–175

Jeffries PR, Rizzolo MA (2006, 01/01/2012). Designing and implementing models for the innovative use of simulation in teaching nursing care of ill adults and children; A national, multi-site, multi-method study. Retrieved from National League for Nursing report. http://sirc.nln.org/pluginfile.php/165/mod_page/content/8/NLN%20Laerdal%20Research%20Project%202003.pdf. Accessed 22 Jun 2017

Jones I, Alinier G (2015) Supporting students' learning experiences through a pocket size cue card designed around a reflective simulation framework. Clin Simul Nurs 11(7):325–334. doi:10.1016/j.ecns.2015.04.004

Karlsen R (2013) Stable Program. Adaptation of the RUS model. Original work from the Center for Medical Simulation (D.R.), Cambridge, MA, USA.

Ker J, Bradley P (2014) Simulation in medical education. In: Swanwick T (ed) Understanding medical education: evidence, theory and practice, 2nd edn. Wiley, Chichester

Klair M (2000) The mediated debrief of problem flights. In: Dismukes K, Smith G (eds) Facilitation and debriefing in aviation training and operations. Ashgate, Aldershot, p 72, 92

Kolbe M, Weiss M, Grote G, Knauth A, Dambach M, Spahn DR (2013) TeamGAINS: a tool for structured debriefings for simulation-based team trainings. BMJ Qual Saf 22:541–553. doi:10.1136/bmjqs-2012-000917

Kolbe M, Grande B, Spahn DR (2015) Briefing and debriefing during simulation-based training and beyond: content, structure, attitude, and setting. Best Pract Res Clin Anaesthesiol 29:87–96. doi:10.1016/j.bpa.2015.01.002

Kowalewski K-F, Hendrie JD, Schmidt MW, Garrow CR, Bruckner T, Proctor T et al (2017) Development and validation of a sensor-and expert model-based training system for laparoscopic surgery: the iSurgeon. Surg Endosc 31(5):2155–2165

Kriz WC (2008) A systemic-constructivist approach to the facilitation and debriefing of simulations and games. Simul Gaming 41(5):663–680

Kurtz S, Silverman J, Draper J (2016) Teaching and learning communication skills in medicine. CRC Press, Boca Raton, FL

Lambton J, Prion S (2009) The value of simulation in the development of observational skills for clinical microsystems. Clin Simul Nurs 5(4):e137–e143

Lefroy J, Watling C, Teunissen PW, Brand P (2015) Guidelines: the do's, don'ts and don't knows of feedback for clinical education. Perspect Med Educ 4(6):284–299

Leigh GT (2008) High-fidelity patient simulation and nursing students' self-efficacy: a review of the literature. Int J Nurs Educ Sch 5. Retrieved from http://nhs4223612.resolver.library.nhs.uk/linker?template=slinks:redirect&issn=1548-923X&title=International+Journal+of+Nursing+Education+Scholarship&rfr_id=info%3Asid%2Felsevier.com%3AScienceDirect&provider=EBSCOhost&pkgName=c8h&jHome=http%3A%2F%2Fsearch.ebscohost.com%2Fdirect.asp%3Fdb%3Dc8h%26jid%3DYRZ%26scope%3Dsite

Levett-Jones T, Lapkin S (2014) A systematic review of the effectiveness of simulation debriefing in health professional education. Nurse Educ Today 34(6):e58–e63

Lioce L, Meakim CH, Fey MK, Chmil JV, Mariani B, Alinier G (2015) Standards of best practice: simulation standard IX: simulation design. Clin Simul Nurs 11(6):309–315

Lopreiato J (2016) Healthcare simulation dictionary. Rockville, MD, USA: Agency for Healthcare Research and Quality AHRQ Publication No. 16(17)-0043

Mayville ML (2011) Debriefing: the essential step in simulation. Newborn Infant Nurs Rev 11(1):35–39. doi:10.1053/j.nainr.2010.12.012

Meakim C, Boese T, Decker S, Franklin AE, Gloe D, Lioce L et al (2013) Standards of best practice: simulation standard I: terminology. Clin Simul Nurs 6(9):S3–S11

Miller GA (1956) The magical number seven, plus or minus two: some limits on our capacity for processing information. Psychol Rev 63(2):81

Mitchell J, Everly G (1993) Critical incident stress debriefing: an operations manual for the prevention of trauma among emergency service and disaster workers. Chevron, Baltimore, MD

Mitchell AM, Sakraida TJ, Kameg K (2003) Critical incident stress debriefing: implications for best practice. Disaster Manag Response 1(2):46–51

Monash University (2015) Debriefing learners in simulation. Teaching Resource for Rural Clinical Educators—North West Rural Medical Education Unit, September 2015(30):1–4

Morgan P, Tarshis J, LeBlanc V, Cleave-Hogg D, DeSousa S, Haley M et al (2009) Efficacy of high-fidelity simulation debriefing on the performance of practicing anaesthetists in simulated scenarios. Br J Anaesth 103(4):531–537

Mort TC, Donahue SP (2004) Debriefing: the basics. In: Dunn WF (ed) Simulators in critical care and beyond. Society for Critical Care Medicine, Des Plaines, IL, pp 76–83

Motola I, Devine LA, Chung HS, Sullivan JE, Issenberg SB (2013) Simulation in healthcare education: a best evidence practical guide. AMEE Guide No. 82. Med Teach 35(10):e1511–e1530

Neill MA, Wotton K (2011) High-fidelity simulation debriefing in nursing education: a literature review. Clin Simul Nurs 7(5):e161–e168

O'Brien C, Leeman K, Roussin C, Casey D, Grandinetti T, Lindamood K (2017) Using plus-delta-plus human factors debriefing to bridge simulation and clinical environments. Paper presented at the International Pediatric Simulation Symposia and Workshop (IPSSW), 1–3 June 2017, Boston, MA, USA

O'Donnell J, Rodgers D, Lee W, Edelson D, Haag J, Hamilton M et al (2009) Structured and supported debriefing. American Heart Association, Dallas, TX

Owen H, Follows V (2006) GREAT simulation debriefing. Med Educ 40(5):488–489. doi:10.1111/j.1365-2929.2006.02421.x

Page-Cutrara K (2014) Use of prebriefing in nursing simulation: a literature review. J Nurs Edu 53(3):136–141. doi:10.3928/01484834-20140211-07

Parkes J, Abercrombie S, McCarty T (2013) Feedback sandwiches affect perceptions but not performance. Adv Health Sci Educ 18(3):397–407

Pendleton D, Schofield T, Tate P, Havelock P (2003) The new consultation: developing doctor-patient communication. OUP, Oxford

Perkins GD (2007) Simulation in resuscitation training. Resuscitation 73(2):202–211

Phrampus P, O'Donnell J (2013) Debriefing using a structured and supported approach. In: Levine AI, DeMaria S, Schwartz AD, Jim AJ (eds) The comprehensive textbook of healthcare simulation. Springer, New York, NY, pp 73–84

Raemer D, Anderson M, Cheng A, Fanning R, Nadkarni V, Savoldelli G (2011) Research regarding debriefing as part of the learning process. Simul Healthc 6(Suppl):S52–S57. doi:10.1097/SIH.0b013e31822724d0

Rall M, Glavin R, Flin R (2008) The '10-seconds-for-10-minutes principle'-Why things go wrong and stopping them getting worse. Bull R Coll Anaesth 51:2614–2616

Rothgeb MK (2008) Creating a nursing simulation laboratory: A literature review. Journal of Nursing Education, 47(11):489–494

Rudolph J, Simon R, Dufresne R, Raemer D (2006) There's no such thing as "nonjudgmental" debriefing: a theory and method for debriefing with good judgment. Simul Healthc 1(1):49–55

Rudolph J, Simon R, Rivard P, Dufresne R, Raemer D (2007) Debriefing with good judgment: combining rigorous feedback with genuine inquiry. Anesthesiol Clin 25(2):361–376. doi:10.1016/j.anclin.2007.03.007

Rudolph J, Simon F, Raemer D, Eppich W (2008) Debriefing as formative assessment: closing performance gaps in medical education. Acad Emerg Med 15:1010–1016. doi:10.1111/j.1553-2712.2008.00248.x

Rudolph J, Raemer D, Simon R (2014) Establishing a safe container for learning in simulation: the role of the presimulation briefing. Simul Healthc 9(6):339–349. doi:10.1097/sih.0000000000000047

Savoldelli GL, Naik VN, Park J, Joo HS, Chow R, Hamstra SJ (2006) Value of debriefing during simulated crisis management oral versus video-assisted oral feedback. J Am Soc Anesthesiol 105(2):279–285

Sawyer TL, Deering S (2013) Adaptation of the US Army's after-action review for simulation debriefing in healthcare. Simul Healthc 8(6):388–397

Sawyer T, Brett-Fleegler M, Eppich WJ (2016a) Essentials of debriefing and feedback. In: Grant V, Cheng A (eds) Comprehensive healthcare simulation: pediatrics. Springer, New York, pp 31–42

Sawyer T, Eppich W, Brett-Fleegler M, Grant V, Cheng A (2016b) More than one way to debrief: a critical review of healthcare simulation debriefing methods. Simul Healthc 11:209–217. doi:10.1097/sih.0000000000000148

Sigalet E (2017) The LEARN Framework. Memorial University—Faculty of Medicine. Retrieved from http://www.med.mun.ca/TSRC/Cureus/LEARN.aspx. Accessed 08 Jun 2017

St. Pierre M, Hofinger G, Buerschaper C, Simon R (2011) The human factors: errors and skills. In:

Crisis management in acute care settings: human factors, team psychology, and patient safety in a high stakes environment. Springer, Berlin, Heidelberg, pp 3–22

Stafford F (2005) The significance of de-roling and debriefing in training medical students using simulation to train medical students. Med Educ 39:1083–1085

Telio S, Ajjawi R, Regehr G (2015) The "educational alliance" as a framework for reconceptualizing feedback in medical education. Acad Med 90(5):609–614

Thompson RA (2004) Crisis intervention and crisis management: strategies that work in schools and communities. Routledge, New York, NY

Wang EE, Kharasch M, Kuruna D (2011) Facilitative debriefing techniques for simulation-based learning. Acad Emerg Med 18(2):e5. doi:10.1111/j.1553-2712.2010.01001.x

Waxman K (2010) The development of evidence-based clinical simulation scenarios: guidelines for nurse educators. J Nurs Educ 49(1):29–35

Wayne DB, Didwania A, Feinglass J, Fudala MJ, Barsuk JH, McGaghie WC (2008) Simulation-based education improves quality of care during cardiac arrest team responses at an academic teaching hospital: a case-control study. Chest J 133(1):56–61

Weinstock, P. (2013). Boston children's hospital simulator program, simulation instructor workshop. Harvard University, Boston. Personal communication. March 2013

Youtube (2017). Don't judge too quickly (The best 1). Retrieved from http://www.youtube.com/watch?v=asLx-fwQyUU. Accessed 20 Jun 2017

Zigmont JJ, Kappus LJ, Sudikoff SN (2011) The 3D model of debriefing: defusing, discovering, and deepening. Semin Perinatol 32:52–58

如何进行复盘

2

摘　要

　　本章节基于介绍、反应、分析、总结和结束语 / 结论的模式，涵盖了复盘实际引导方面的内容。它介绍了在复盘的分析阶段可以使用的探究技巧，如非评判性（non-judgmental）复盘、开诚布公地（good-judgment）复盘，以及主张 - 探询（advocacy-inquiry）方式。这些不同的方法旨在展示对学员的行为与决策的尊重，同时或多或少探究其背后的原因或思维框架，以纠正发现的不足表现（performance gaps），这些不足可能是认知、行为或技术方面的。提倡使用的方法包括分别"重新陈述"（repackaging）已发现的不足、对其泛化扩大（generalising）或去语境化（decontextualising），并要求学员提供解决办法，这将迫使他们切实改进不足表现，并能促进他们更深入地学习。总结期有助于回顾重要的学习点或"重要结论"（take-home message）。总结可以让导师确保学员实实在在地回忆所有不足表现的解决方案，因为这些不足在复盘中已被纠正，因此很有效（至少在即时回忆方面）。结束语 / 结论阶段更为格式化，可以为学员提供进一步的机会来表达顾虑或揭示真正的需求，这些往往与额外的技能操作训练以及获得推荐阅读材料有关，有助于进一步拓展知识。这也是感谢学员的参与并提醒他们保密的关键阶段。最后，为导师提供一些有用的复盘用语和复盘每个阶段的设问。

2.1　可采用的复盘模式

　　表 2.1 给出了三期复盘模式各期的概述（Eppich and Cheng 2015；Rudolph et al. 2006），其中包含了夹在复盘的介绍与结束期之间的 RUST 模式的核心元素（Karlsen 2013）（图 1.2），也包含了笔者对于引导复盘所推荐设问的建议。此

为本书中我们主要使用的复盘模式。

表 2.1 推荐的复盘模式

介绍	● 致谢学员(永远要做!) 对第一个情境案例的复盘主要包括: ● 提醒每个人注意复盘的目标 ● 与学员再次确认安全性与保密性 ● 展示复盘的结构 ● 如果情境案例结束的时间点不太自然,解释原因
反应(情感)	先询问最年轻、经验最欠缺的学员"你感觉如何",然后再询问其他所有学员
分析	描述:"这个病人发生了什么?"(对组长) 成功:"什么做得很成功?" 困难:"你面对哪些困难?" 选择合适的技巧:指令反馈,优点 / 不足,事后回顾,或者主张 - 探询(针对 2~4 个不足表现) 让学员认识到并纠正不足表现 重新陈述,泛化扩大,询问解决方案 验证反馈
总结	询问"我们今天讨论了什么?" 让学员总结所有重要结论 "你们还有什么问题吗?" 提供工具箱:(推荐的)学术文章或与特定技能相关的特定指南
结束语 / 结论	感谢所有学员在复盘期间的真诚 提醒保密 希望大家能受益

2.2 如何介绍复盘?

第一次介绍复盘时需要花几分钟时间。这个介绍非常重要,因为它可以让学员在复盘开始时感觉更舒服些。在情境案例结束后,学员可能会有害怕导师或同学们评判的过程,担心(自己在模拟中的表现)不能准确地反映自己实际的临床能力(Savoldelli et al. 2005),或者他们可能会觉得没有得到充足的时间来完成情境案例。这可能给有效的复盘造成障碍,因此必须建立一种促进相互尊重与提供安全环境的教学气氛。现对表 2.1 中的复盘介绍的要点阐述如下。

感谢:介绍以感谢学员积极参与为开始,能使每个人安顿下来为复盘做好准备。通常,在参练者们回到讨论室重新加入团队时,观摩者们会为他们鼓掌,这是一种感谢的体现,而非对其表现的认可。

目的:导师应该清楚地说明复盘的目的是什么而不是什么:"这一切都是为了改进表现,而不是指责任何行为或针对任何人"。

安全:导师应该重申情境模拟课程的规则,因为学员大部分时间都非常关心复盘会如何进行。亲切与保密(benevolence and confidentiality)是两项安全保障,即便在复盘的简介期就已提到(图1.1,第1期),此时还是需要重申。例如,"不会有冒犯、羞辱、批评与责备。我们在这里讨论的东西不会泄露出这个房间。我们将讨论学习体验与从中获得的学习点"。请注意,导师的不满表情可能会否定之前向学员提供的任何口头承诺。

结构:最后,重要的是消除学员对复盘本身结构的疑虑,因为他们可能对它不了解,并且担心讨论可能持续很长时间。"将有三个不同的分期。第一期,我们将讨论感受与初步印象;第二期,从不同的角度分析和理解发生了什么。那时我可能会提一些有点刺激的问题,这些问题是恭敬的而非冒犯的,然后我们做总结。最长不超过30min"。

最后,如果情境案例在某个时间点终止,而这种情况并不像一个自然或预期的结束,导师应该承认这一点,并给予一个简短的理由,通常是学习目标已实现,或者这就是情境案例计划的终点。如果没有这样做,学员将开始进入反应期,描述他们下一步会做什么,或者开始抱怨不够真实,因为现实中他们会有更多的时间来完成这个情境案例。

如果模拟课程中有多个情境案例,每个人都参加了复盘,则表2.1中有关介绍的其他元素仅需在第一个情境案例的复盘中提及。因为第二个复盘时,所有的学员都清楚地了解了复盘的目的与结构,并知道这不是一个羞辱或"拷问"的过程。

2.3 反应期如何开展?

反应期(表2.1)很重要,不可延迟,以防止发生"衰减"或超出复盘范围之外的风险。在这一关键阶段,应分配足够的时间(5~7min),让学员分享他们对模拟事件的初步反应,否则可能导致他们有未解决的负面情绪,并使他们在复盘过程中处于游离状态（Cheng et al. 2016a）。

模拟会激发学员产生诸如恐惧、压力、冷漠、沮丧、焦虑、愤怒等情绪。这些情感非常重要，因为如果他们能正确管理情绪，则可以改进学习与记忆（Joëls et al. 2006）。反应/情绪阶段的基本原理是，当时左半脑尚不能正确分析发生的事情，而右半脑正"忙于"情绪之中。要进行后续的事件分析，首先必须要使情绪得到宣泄；其次，正如我们之前看到的，这些情感是对情境案例中一些令人不悦情况的宣泄。情绪常常指向 CRM 原则中的不足表现。

此外，不分享情绪的学员不太可能会积极参与复盘（Cheng et al. 2015b）。因此，收集情绪反应对导师有很大的价值，能确保理解团队成员与其出发点之间的不同内在联系，并注意到沟通、团队合作、态势感知方面的不足（Weinstock 2013）。表达情感是理解 CRM 原则中的不足表现或人为因素问题的一条途径，而这些不足与问题正是需要复盘的。因此，简洁地回溯反应有助于在更深入地分析之前营造一个讨论环境，从而理解所发生的事情（Karlsen 2013）。

尽管有以上这些重要的发现，一些作者仍倾向于跳过反应期直接开始讨论发生了什么，他们争辩说这是一个"文化步骤"（cultural step）（Jaye 等 2015）。而根据我们的经验，在进入分析期之前宣泄情绪是非常有用的。学员在这一期表达的内容可以由导师记录下来以便随后讨论，它的优点是让学员的头脑从他们想说的内容中解脱出来，使他们能够专注于当下正在讨论的其他话题。

如果学员被情境案例中发生的某件事触发而采取防御姿态，则需要对其加以简单地解决以达成一致（例如承认模拟在真实性方面的局限，解释为什么情境案例停止，解决误解，但仍根据所发生的事情进行复盘），这样反应期才能正常推进。

导师如何促进学员积极参与这个阶段？将简单的问题抛给每个人，比如"你感觉如何？"和"做得怎么样？"，但要迅速转到年资最低的学员。这种预防措施很重要，可以避免团队沟通中两个常见的问题：Milgram 阶层效应（Russell 2011）和 Janis 群体思维效应（Janis 1971）。这两种情况都将导致年资最低的学员重复其他团队成员对发生的事所表达的观点，因为这是某种形式的服从和谦卑的表现，似乎他们会认为讨论时提出其他观点是不合适的。如果初级学员被这个问题吓到了，应该马上把这个问题转给其他最愿意回答或最投入的学员，并且非语言信号的表现可以让我们找到这些人。然后，导师再向每个人提出相同的问题，包括情境案例中的助演，确保收集所有的答案并在之后的分析期使用。

在情感宣泄之后的分析期,问"为什么"很重要。这可能要求导师简要地记录下学员提出的问题,以确保之后能够优先考虑和讨论这些问题。这种引导可以帮助导师将情绪与团队的功能障碍或其他潜在的人为因素问题联系起来。

2.4 如何介绍分析期的描述部分?

整个分析期通常持续 10~20min(Weinstock 2013),大致占复盘时间的一半或三分之二。在进入分析期的核心之前,必须检查学员之间对模拟情境的理解,以避免在复盘过程中出现任何进一步的混淆。这依赖于学员知晓正确的病例诊断。有些学者把这一步个性化为一个具体步骤,称之为"描述期"(Cheng等 2016a)。导师应该转向团队的组长,以一种好奇而友好的方式问"这个情境案例是什么情况?"或者"这个病人怎么了?"。在这个过渡环节使用开放式提问是为了检查大家是否正确理解了状况。如果假设与实际诊断之间存在差异,那么所有的结构化分析都将建立在可疑的论点和假设之上!它组成了 RUST复盘指南中的"理解"部分(Karlsen 2013)。

在与学员深入分析之前,必须使所有的要素符合实际的情况而没有误解。这种对紧急事件的态势感知的询问要在分析阶段刚开始时就进行,先从团队组长开始,再听取其他团队成员的意见。表2.2列出了团队组员与组长的诊断,包含意见一致或分歧的可能原因。

表 2.2 将团队组员与组长的态势感知联系起来,以及导师应如何处理相应的情况

		组长的态势感知	
		正确	不正确
团队组员的态势感知	正确	团队内部足够的交流和 / 或所有组员对该状态以前的经验 / 知识帮助他们正确诊断对组长与团队的每一位组员提供真正正面的反馈 *	团队组员与组长之间缺乏交流 1. 没有要求团队组员报告任何"奇怪的事",而这可能有助于组长发现态势感知上的不足 2. 消极的组员 3. 组长陷入"管视效应"或"固化错误" 4. 三者皆有 给组员合理的正面反馈,说"稍后我们将讨论它"(CRM 方面的不足表现) *

续表

		组长的态势感知	
		正确	不正确
团队组员的态势感知	不正确	组长与组员之间缺乏交流 1. 组长没有口头指令 2. 权威型组长 3. 消极的组员 4. 三者皆有 给组长合理的正面反馈，说"稍后我们将讨论它"（表现方面的危机资源管理不足）*	团队中的每个人都不知道发生了什么 1. 情境案例过于复杂 2. 组员与组长之间缺乏交流 3. 二者皆有 陈述正确的诊断并说："我们稍后再谈。"请记住，可能会有线索（团队内部的沟通不足）可以解决缺乏态势感知的困境，并克服由此带来的深深的挫折感*

*为导师的建议

如果组长的答案是正确的，导师可以询问团队组员对组长所说的有什么看法。如果他们同意，那么导师得到一个机会给出正面反馈。例如，"确实，这个情境案例旨在迫使您对最佳行动作出决定……"。有时组员可能会犹豫或陈述另一种诊断。这是与组长潜在的非语言行为极其相关的问题，有助于了解整个团队内的状况，并可在之后进行讨论。导师只需回答，"我们后面将讨论为什么这样"，然后给团队组长以正面反馈。

如果组长回答不正确，导师应该询问其他组员的看法。如果组员的意见是正确的，应给组员正面反馈，并宣布该情境案例的实际主题，但对这种不一致应在稍后的复盘中加以探讨。如果组长与组员都陈述了不正确的答案，导师应该宣布正确的诊断，然后暂停几秒钟。这通常会造成一个沉默的时刻，在这期间，每个人都在脑海中结合正确的诊断回顾一下情境案例与个人行为。接下去对情境案例的一般讨论中（也许 10min），为探究团队组员与组长的态势感知程度，导师可以问小组："现在你们更清楚了吗？"这时，组长与组员应该会点头表示接受。这种确认意味着对事件和干预措施的详细分析可以正式开始了。正由于在这一短暂时间中对情境案例的实际诊断以及对为何被遗漏进行了探讨，现在情境案例实际设计的诊断与学员们的理解变得一致。

2.5 如何引导分析期的其余部分？

考虑到"导师 - 学员"的组合关系，一些作者将分析阶段描述为由导师采用苏格拉底提问法进行的特殊询问,即所谓通过复盘实现有效学习(DML,debriefing for meaningful learning)(Dreifuerst 2015),这在护理教育当中使用最多。

苏格拉底式提问是一种教与学的方法,教师不直接给出信息或回答学生的问题,而是通过问一系列问题把揭示答案的任务转嫁给学生,学生要么自己来回答,要么对自己知识的局限性有更深的认识(Dreifuerst 2015)。这些问题包括:①基本信念或结论;②反对的想法或异议;③信息的起源或来源;④影响或后果;⑤思考过程背后的理由、证据或假设(Paul and Elder 2007)。

DML 分析的第一步从以下几个问题开始:①"对于刚经历过的临床体验,你首先想到的是什么?"②"哪些做得对,为什么?"③"如果有机会,你会做些什么不同的事,为什么?"最后的问题是"优点 / 不足"复盘方法中的两个问题(见章节 1.8.2)。

我们认为用类似"优点 / 不足"的复盘的过程来开始分析期很重要,因为它是一个学员或团队的自我评估策略,代表了以学员为中心的复盘的强大工具(Cheng et al. 2016b)。导师问学员"对你来说,这个模拟中什么是成功的?"指的是团队的成就感。它使学习者积极反思和自我评价,并赋予他们更大的学习责任(Cheng et al. 2016b)。最好问"什么很成功?"而不是问"你觉得成功吗?"。这问题可能意指没有什么成功或者"什么是好的?"。于是就引出了"好"与"坏"之间的道德问题,甚至"什么是积极的因素?",这将使他们理所当然地认为马上要谈到负面的部分了。后一种例子的措辞可能会使学员产生一种妨碍努力学习的感觉。

如果答案是正确的,导师不应该错过任何给出正面反馈的机会,并要求组长与团队的所有组员最好立刻客观地陈述团队的成就(不止一个)。如果导师认为某个特别好的成就没有被提到,导师可以问"其他呢? 还有什么吗?"直到小组成员找出他们的成就。

即使第一个答案不完全准确,也还没有到解释的时候,更明智的做法是让它过去并回答:"我们稍后再讨论这个问题。"例如,当几个学员谈论情境案例中的态势感知时,导师可以说:"我听到你们中的一些人分享了对态势感知重要性的看法。我也是这么想的。我想我们可以进一步讨论一下。"通过明确地分享这个思维过程,导师确认了与学员一致的步调,这样有助于与学员建立信任,从而有益于营造与维持一个以学生为中心的学习环境(Cheng et al. 2016b)。

随后,问题应该集中在他们的困难上,"你面对哪些困难?"。写下或心里记住出现的要点很重要,因为它们代表着将要询问的主题。有时观摩者 / 导师可能已经看到了其中一些困难,但有时可能恰好出现了一个没有注意到的困难。需要考虑到这些新的信息,导师应该迅速决定它是否代表了一个额外需要进行复盘的要点。

2.6 分析期应用的探究技术

在复盘过程中采用的探究技术对于建立与学员的融洽关系、学员对导师的信任以及他们的自信程度尤为重要。最需要避免的是评判性与非评判性复盘方法。表 2.3 总结了探究阶段的各种复盘技术,下文详述。

表 2.3 在开诚布公地复盘中"主张 - 探询"技术与两种不推荐使用的技术之对比总结

	评判性复盘	非评判性复盘	主张 - 探询 (开诚布公地复盘)
导师的职责	目标:无论环境如何,都要改变学员的行为 假设:公开指出什么错了。学员应该不犯任何错误,完美地完成任务	目标:希望避免羞辱学员。希望在非冒犯的环境中,学员的行为会改变 假设:巧妙地揭示什么错了,但对所有潜在错误的严重性轻描淡写	目标:相互学习,不用担心丢脸在有利于学习的环境中试图探究学员行为背后的动机 假设:学员是聪明的,想做正确的事情,犯错误是因为迷惑,不是犯罪
导师对学员的观点	他们犯了错误,需要坦率地告诉他们	他们的表现并不完美,但不应特别责备他们,我们应该给出正面与负面的观点	他们演练过程中的行为是由特定知识与假设所引起的,这是我们要探讨的,这样就可以恰当地纠正,避免将来重犯
方法	责备,羞辱,指明"真相"	亲切,温柔,把学员引向我的答案	相互尊重,寻根问底,好奇,主张与探究
复盘的典型信息	这地方你完全错了。你没有这样做……,你应该那样做……	在你看来,什么可以改进?	我观察到……,我担心……,我只是好奇地想知道为什么……

2.6.1 不应使用的评判性复盘

评判性复盘(judgmental debriefing)的技术已经使用了多年,在一些临床领域仍然存在,因为一些导师认为,需要唤醒学员去面对其行为的后果,无论是针对学习活动中的病人安全问题还是在真实病人中的重大事件。但在模拟教育中不应该使用该技术,因为它与所有积极的学习过程相抵触,还违背了基本的心理安全原则。其原因是,学员会感到这是一种冒犯,他们会用心理防卫机制作出反应,这会阻碍所有的学习过程并可能影响到日后的模拟学习机会。此外,这类反馈可能是有害的,如 Falchikov(2007)所述:"在某些情况下,学员与评估活动之间的互动是如此负面,以至于产生一个持续多年的情感影响,影响其职业选择,妨碍其学习新知识。"

在评判性复盘中,导师的角色非常主动,用权威的口气说话,并总是使用强调的"你"(第二人称),例如,"你没有注意到……"。相反,学员的角色非常被动,只是这类直接反馈的接受者而已,通常没有指望他们有任何反应(见1.8.1)。他们可能想当然地认为这种令他们感到非常糟糕的复盘方式对他们是冒犯与蔑视。这种复盘方式对学习没有任何好处,只会令他们在同道面前感到羞愧,让他们讨厌整个体验过程(见表2.3)。

例如,在对一个3岁儿童进行模拟CPR(心肺复苏)后,导师可能会说:"你没有按每分钟100~120次的速度进行胸外按压!""你做的心脏按压每分钟最多只有60~65次,这个速度不够!""你不知道儿科复苏指南!"这些都是直接第二人称的表达,不让甚至不允许学员解释为什么他们的复苏努力没有效果。

2.6.2 非评判性复盘的益处很少

非评判性复盘(non-judgmental debriefing),也被称为"三明治"策略,可能是最常用的复盘技巧。它已在世界各地使用了数十年,仍然广泛应用于模拟教育,特别是在"字母顺序"(alphabet)复苏法与创伤的组合课程中。它是为了克服评判性复盘的缺陷,如冒犯学员、不表扬,避免损害学习过程(见章节2.6.1)。然而,与评判性复盘相比,即使这项技术更尊重学员,但相关性仍然不够,可能会错过复盘的要点,因为它不能准确地发现不足的表现,及其背后的深刻原因(见表2.3)。

在非评判性复盘中,导师的角色很主动,但权威口气更弱一些。他们采用客观的(中性的)形式,比如第三人称:"(他)还不错""(他)很好"等等。学员的地位仍然是被动的,因为没有太多的互动。这种复盘方法的好处是没有或很少有被冒犯的感觉,学员更容易参与进来。导师探究不足表现的方法非常谨慎,因为他们使用了"猜测WAIT"(我怎么想? What am I thinking)的策略(Weinstock 2013)。这样一来,让人更多去猜测什么才是恰当的行动及其理由,而不是让学员真正去理解不足表现的原因。在一些练习之后,一个训练有素的学员也会期待三明治中间苦涩的部分,那能更好地帮助其理解应该做什么。这种复盘的学习价值中等,可能对有经验的学员来说更为适用,但对于初学者来说是不够的,因为它没有解决不足表现的原因,并没有真正促进反思以帮助学员改正他们的行为或决策过程。

在前面的例子中,对一个 3 岁的患儿进行 CPR 之后,"三明治"策略可能如下:"太棒了! 这个孩子恢复了。嗯,胸部按压再快点,但总的来说做得很好!"

2.6.3 开诚布公地复盘

开诚布公地复盘(the good-judgment debriefing)是在模拟医学领域的工作坊与研讨会中经常教授的一种相对较新的复盘方法,这种方法是为了弥补评判性与非评判性复盘的不足,例如它们缺乏与尚未纠正的不足表现的相关性。开诚布公地复盘的实践基础是,如果你告诉某人他们采用了不恰当的行动,并告诉他们应该以不同的方式行事,这种方法行不通! 或者至少这种方法有时奏效,但并不总是管用(Rudolph et al. 2017)。在改变学员的行为之前,有必要了解这些行为的目的。因此,开诚布公地复盘的基本理论原则是通过探讨观察到的行为与其结果背后隐藏的思维框架,理解情境案例中学员行为的原因(Rudolph et al. 2007)。

假设可能存在导致错误行为的错误思维框架,即便已经对错误行为的后果进行了复盘,却不知道这些错误的思维框架,仍然会持续地导致错误的决策与相应行为反复发生(译者注:因此要纠正错误的思维框架,才能真正避免错误行为再次发生)。这种方法让导师像认知侦探一样(Rudolph et al. 2017),协助所有学员进行反思,并给予其某种形式的心理安全感,因为这一过程是诚恳地追根究底而不是直接批评。导师脑海中一旦想起学员在情境案例里的表现,如一系列似乎不太恰当的行为,他们就会邀请学员共同讨论并提前声明如"我想和你讨论这个话题"(与教学目标相关)(Rudolph et al. 2017)。总之,公开批评学员的表现(如评判性复盘)会冒犯学员并对他们的学习过程造成伤害。此外,开诚布公地复盘技术也被视为非暴力交流技巧,并能激励学员积极地参与讨论。

开诚布公地复盘的分析阶段包含如下四个步骤:①明确不足表现;②针对不足表现给予反馈;③探讨不足表现的原因;④通过进一步的讨论与教学,帮助纠正不足表现(Rudolph et al. 2008)。这个探讨过程的先决条件是导师观察并先揭示学员的思维框架,这部分被称为"主张"(advocacy),这就是为什么这种复盘方法也被称为"主张 - 探询"(advocacy-inquiry)技术。开诚布公地复盘迫使导师理解每一个行为背后的意图,而不是对情境案例中学员行为的结果做出过快的评判。

在开诚布公地复盘中,教师真正变成了一个引导者,他总是以正确的理由质疑一切与每个人,这就是"理解"。因为假设学员是诚恳的、创新的、敬业的、相互尊重的、真正愿意竭尽全力的(sincere,innovative,dedicated,respectful,and authentically care about doing their best,SIDRA)(Sigalet et al. 2015),所以这种复盘的氛围与评判性复盘完全不同。导师使用第一人称"我"而不让人有任何盛气凌人或害怕之感,因为那只是向学员展示他们自己的思维框架。因此,它具有透明、诚实与好奇。经典的开诚布公地复盘由"三句话"组成:①"我观察到对病人的评估延迟了……"(导师对事实中立地观察);②"我对此感到担心,因为对我而言,这意味着……"(指的是导师理解此事时自己的思维框架,也就是"主张",advocacy);③"我只想知道为什么第一个动作是看病人监护仪的设置……"或"我想知道当时您在想什么?"(探询,inquiry)。这些句子都不包含任何"你"。导师没有以一种冒犯的语气去询问,而是以温和中性的语气问"为什么……?"学员体验了互动性很强的复盘,迫使他们回应并思考他们做了什么,发生了什么。后一点由于避免使用"你"而具有非常重要的心理影响。相反,导师总是引用他们自己的思维框架并说"我"。这种类型的复盘具有非常重要的学习价值,因为它不会让学员感受到任何形式的冒犯,而且与其探讨不足表现的原因与因果关系的过程极其相关(见表2.3)。应特别注意第二句话的重要性("我很担心……")。如果无意中,导师忘记了第二句话,从"我注意到这样那样的……"直接转到"我只想知道为什么……",这会导致学员在试图理解这个问题的原因时,误解为"猜猜我(导师)怎么想"(Cheng et al. 2016a)(译者注:因为导师忘了坦承自己的观点(没说第二句话-我担心……),结果导致学生误解为要去揣测导师的想法,而不是阐述自己的思维框架)。

有时观察是指没有看到特定的预期行为。例如,在休克病人中,必须触摸中心与外周动脉的脉搏。如果学员漏过了这一步,那么对于导师来说,用这种方式来表述没观察到预期的行为就更为恰当:"我没有看到检查脉搏……""我想知道休克是否严重,是否会影响到脉搏……""我很想知道为什么没有检查脉搏,或是我漏掉了?"相反,更"常见"的方式是:"我观察到你没有检查脉搏。"但是后一句话会被认为是一种冒犯,因为它将一个"你"与一个负面事件关联起来,即某个学员忘掉了做某事。

以同样的例子,在对一位3岁患儿进行CPR模拟之后:"我观察到,在这个孩子的复苏过程中,胸部按压速率为60~65次/min。我担心这样低速的按压可能导致血流量不足,特别是对大脑而言,并有损其恢复,甚至会妨碍正常心律恢复。我很想知道为什么按照这个速度进行胸部按压?"

正如上面的例子所述,这个问题仍然是开放的。这是对学员思维框架的探讨。导师应该问这种低速胸部按压背后隐藏的目的是什么。在这个例子中,学员回答说:"我觉得我的同事试图开通骨内(IO)通路时遇到了麻烦,所以我放慢了按压的速度,以便让他更容易开通骨内通路!"

在这里,学员的思维框架被揭示:他认为建立骨内通路并给予肾上腺素优先于胸部按压,这是错误的。因此,开诚布公地复盘是唯一可以揭示学员错误思维框架的技术。否则这种情况会被隐藏,并可能导致对真实病人产生不利影响的不正确行为反复出现。

此外,在这个真实的模拟范例中,导师没有注意到在情境案例中发生的另一个不足表现,即技术上的不足。为什么胸部按压会干扰 IO 通道置入过程?这是因为试图在胫骨近端开通 IO 通道时没有在膝盖下面放置一个布卷,这样可以解除胸部按压时患儿躯干对小腿的干扰。另一名学员的这种"临床技能"方面的不足表现也必须在复盘中解决,因为它可能导致类似于本案例中看到的不利后果。作为复盘的一部分,应该鼓励团队成员在处置病人的同时互相提供反馈,以确保始终保持最佳的医疗行为。这构成了危机资源管理(CRM)要素(见表 1.3)中"相互支持"的一部分,这有时被视为胜任管理某种状况的核心要素,而不是次要因素(Carbo et al. 2011;Gangaram et al. 2017)。它并不是两个不同的人所犯的两个不相关的"错误",而应被视为团队所犯的两个"判断失误",并且所有人都可以从暴露的事情中学习,也能学习到如何理想地处理这个情况。

可以想象,如果按照评判性复盘的流程,这些问题以后也不会有任何改进,因为真正的不足表现(错误的思维框架与技术的错误)并没有弄清楚。此外,它可能被认为是对学员的冒犯性评论,而这个学员(按压者)实际上正试图解决他的同事(建立 IO 通道者)在复苏过程中面临的困难。这并不是按压者缺乏儿童胸外按压速率的相关知识,而是建立 IO 通道者的技能错误自然导致按压者为了替队友提供直接的支持而改变了正常的 CPR 操作,建立 IO 通道者的这个技能错误也需要讨论,否则很容易被忽略。

非评判性技术也无法纠正不足表现,因为它只是指出了胸外按压速率慢,而未探讨其原因。然而,非评判性复盘温和的方法可能会保护学员不至于产生对病人造成了伤害的感觉,并强调治疗与干预措施的轻重缓急与病人利益的关系。

矛盾的是,开诚布公的技术是唯一能够揭示不足表现原因的复盘技术。感觉上它有些自相矛盾,因为它是唯一的导师必须明确说明他们担心的原因的一种技术。这部分给学员的第一印象可能会显得苛刻或粗鲁,但只要它与导师自己的观点即他们的思维框架相关联,情况就不会那样。在这一点上,重要的是在这种类型的复盘中,使用所建议的病理生理机制来解释(这是导师的思维框架)要好得多,而不是搬出国际指南作为规则,即便这些指南是相关、一致与循证的。不同之处在于学员的感受。第一种方法(用导师的思维框架作为解释)可以保护学员免受被攻击感,因为解释是针对导师自己的思维框架进行的,并且可以作为教学点进行反思,而不是给出一个事实,让学员觉得他们因为忘记某些事实而被批评。换句话说,第二种方法(使用国际指南)有一种感觉是无视普适于每个人的国际指南,让学员觉得像是最糟糕的错误或缺点。

如我们所见,开诚布公地复盘使用了两种有效的技巧:①将导师的思维框架作为一种安全措施以避免提出潜在攻击性的评论(主张,advocacy);②提问"为什么",询问行动的原因(探询,inquiry)。在复盘阶段将这两者结合起来,以达到最佳学习效果,并通过讨论实现大家均满意的结果。

在复盘的分析阶段,应该对学员使用多少次主张 - 探询技术?

这个技巧使用几次(2~4 次)都是合理的,但它取决于有多少时间、学员表现的本质、学员类别、学习目标等,每次直接针对需要阐明行为目的的学员,可以针对组长或任何其他团队成员。

导师陈述所观察到的内容应该措辞谨慎、客观,实事求是和风趣;否则,答案可能是:"那又怎么样?"

在这一点上,值得注意的是,思维框架 / 过程 / 行为之间的联系并不总是一一对应的,即正确的行为可能展示出来的却是错误的思维框架。这就强调导师无论观察到什么,在复盘过程中都要保持诚恳、好奇及善问的态度。例如,每个人都知道,一旦诊断了感染性休克,就意味着使用高浓度氧气面罩给予病人高流量氧气作为治疗的第一步。让我们想象一下,在典型的感染性休克情境案例中,护士助手在快速打开急救推车的两个抽屉后将高浓度氧气面罩放在病人脸上。快速打开抽屉这件事对于导师来说似乎很奇怪。这引起了导师的好奇,因此在复盘阶段,导师对护士助手说:"我注意到在给这个病人使用高浓度氧气面罩之前,你迅速打开并又关闭了抽屉,为什么?"护士助手的回答是,"我没有找到鼻氧管!"——它揭示了一个错误的思维框架,即认为感染性休克首先需要通过鼻氧管给予低流量氧气。因此,在这个情境案例对病人正确地使用了高浓度氧气面罩,但只是因为学员没找到想用的给氧设备。这种不足表现（错误的思维框架）并没有被实际观察到，如果不从一开始就仔细观察整个情境案例，并对导师所观察到的现象使用恰当的提问方法，那么这个问题就不可能被解决。它强调需要保持注意力高度集中，仔细观察情境案例中的每一个细节，并且在复盘的过程中充满好奇心，核实每一件看起来奇怪的事情。一个无关紧要的举动可能意味着因为错误思维框架或假设导致的错误行为，这些都需要适当地复盘并纠正。

根据学员的情况，是否有不同的询问技巧？经典的做法是问"为什么？"，希望探讨学员的思维框架，通常是在学员不是新手时使用。对新手学员问"为什么？"没有任何意义，因为他们可能还没有形成一个思维框架。那么这个问题可能类似于"你当时正想要做什么？"，以根据学员在特定方面的能力与知识来平衡"什么"与"为什么"。他们可能在某个特定的方面相当能干或熟练，但在另一方面还只是初学者。

2.6.4 如何在复盘中调整使用主张 - 探询技巧？

通常主张 - 探询并不是一种单独使用的复盘策略，而是需要与其他技术一起使用，这些技术也能促进对情境案例中学员行为的反思与理解。最近提出的 PEARLS（promoting excellence and reflective learning in simulation）是一种整合的复盘方法（Cheng et al. 2016a）。在 PEARLS 中，作者根据不足表现的性质对在复盘期间提供反馈的三种策略进行了区别：指令反馈，导师主导的优点 / 不足法与主张 - 探询（Eppich and Cheng 2015）。它们的不同用法取决于各种条件，例如分配给复盘的时间、纠正不足表现的理由的证据、不足表现的类型，如：知识（认知），技能（技术）或态度（交流，危机资源管理）。他们认为，在时间短暂、理由显而易见、技术或认知有关的问题时指令反馈很有用。另一方面，如果时间较多、理由不是显而易见，而且要解决认知或行为问题时则主张 - 探询技术更可取。优点 / 不足法可以被视为两者的混合（Eppich 和 Cheng 2015）。事实上尽管时间可能有限，但也可以调整优化并有效地使用某些策略。我们认为，即便面对的是技术性问题，有证据作为推断依据时，采用结构化的主张 - 探询复盘方法也是值得的。之前我们关于 CPR 与 IO 通路的事例就已经印证。针对情境案例中的参练者采用主张 - 探询的策略，可以坦诚地揭示真正发生了什么以及为什么，这样每一个人，包括导师，都能理解他们的思维框架。它也可以用于教学目的，即导师对情境案例中参练者的思维框架有清晰的认识，但希望所有的学员都清楚地了解他们同学的思维过程和 / 或行为。表 1.5 中最后一列给出了需要重新考虑的几点。

自 20 世纪 80 年代后期以来，在家庭治疗中使用的一种教育策略与对话技术，补充了主张 - 探询方法，即"迂回提问"（circular questioning）。它是一种可以用于专门引导探讨团队合作模式的复盘策略（Kolbe et al. 2016）。迂回提问的主要原则是制造差异与联系的交流过程（Brown，1997）。

提问时制造差异是所有提问类型的基本原则。这些差异包括随着时间的推移（"这个问题什么时候开始？""什么时候最困难？"），人们之间（"你们都有谁认为这是最合适的治疗方法？"），在一个人的不同时期之间（"你认为那时你受到了你的情感或你的思想控制哪个多些？"）和情境之间（"在什么情况下问题最明显？"）产生的区别（Brown，1997）。然后描绘出各种联系，包括对以下方面提问：行为（"在你让他 / 她做这件事之后发生了什么……？ 然后发生了什么？ 这一切是如何结束的？"），感受（"当他 / 她说你不能胜任时，你有什么感受？"），信念（"当你身处困难任务的时候，某人不愿意为你提供帮助，你有什么想法？"），含义（"你怎么理解他 / 她说的……"），与关系（"当……发生时，你认为怎样影响团队的互动？"）（Brown，1997）。

通过迂回提问对差异进行提问并建立联系，有助于在复盘过程中与若干学员进行深入互动的讨论并引导对话，以便从团队合作的角度对他们所体验的模拟情境案例有更全面的理解（Kolbe et al. 2016）。它可以帮助他们建立关于前面提到的多种要素或因素（例如人、情境、行为、感觉等）之间相互关系的新视角，因此与主张 - 探询过程相辅相成。它与人为因素（human factor）的 SHELL 模式有直接联系（软件 - 硬件 - 环境 - 人员 - 人员）（Carayon 2006），在临床背景中：操作规范、疗法与治疗指南是软件；医疗设备是硬件；临床环境、噪音与亮度是环境的一部分；团队组长与组员是人员。

但是，一些因素可能会影响到复盘的设计与结构，如情境案例的预期学习目标、情境案例的复杂程度、学员的经验水平、他们以前的模拟经验、情境案例中预期发生的事件（由学员或其他模拟事件引发）、可用于复盘的时间、模拟在整个课程中的作用与目的，以及学员的个性及其人际关系（Fanning 和 Gaba 2007）。在针对模拟体验的复盘过程中单独或重复使用主张 - 探询方法时，应当考虑上述所有因素。

2.7 如何纠正不足表现？

一旦确定了缺陷或不足表现，就必须"纠正"，倾向于通过追根问底的分析来解决;否则,它将会持续存在并反复成为潜在危及病人治疗或团队互动的问题。如图 2.1 所示,纠正不足表现取决于三个步骤。

确认不足表现　　　　重新陈述缺陷　　　对缺陷泛化/　　　询问解决方案/　　不足表现得到
　　　　　　　　　　　　　　　　　去语境化　　　　　再语境化　　　　　纠正/解决

图 2.1　三步法纠正复盘过程中的不足表现。改编自 Weinstock(2013)

第一步是"重新陈述"(repackaging)。有时很明显,但大多数时候,这一步是必要的。重要的是要确保导师对被认为的学员的思维框架与行为之间的因果关系有清楚的理解,不论这个框架导致了失败还是成功(Kuiper et al。2008)。这意味着,导师必须复述情境案例中的学员所说或所做的事情,并检查是否理解准确。如果我们使用前面的例子(对 3 岁孩子实施 CPR):"你所说的是在以每分钟 100 次的速度实施胸外按压之前,你在等待你的同事建立 IO 通道。我这样理解准确吗?"将所理解的作为一种直接的陈述来呈现,通常会引起学员点头同意。

第二步是"泛化"(generalising)。恰好导师可以利用这个机会请小组的其他成员参与辩论。有时候在纠正不足表现之前进行泛化并不容易,可以稍后进行。为了将可能出现类似不足表现的情况都联系起来,要与所有学员一起扩大讨论的范围,这总令人觉得很有趣。

回到前面的例子(3 岁的孩子需要 CPR),可以如下泛化:"好吧,显然努力复苏是几个人同时执行不同任务的情况。当发生这种情况时,人们可以认为,由于某些任务似乎同样紧迫,因此很难选择先执行哪一项任务。有没有人在其他治疗或情况下经历过这样的优先选择的冲突?"这部分(去语境化的情况,decontextualising)旨在收集所有学员与刚才的情境案例无特别关联的印象,并分享其他可能类似的例子,通过复盘的探讨,能让每个人都受益。这是一个开放性的问题,理想状态下应该让该情境案例的观摩者也参与到复盘中来。

第三步,通过向学员寻求解决方案再次回到当前情境案例。这种"再语境化"(recontextualisation)的形式是为了解决被发现的问题。在这种情况下,学员对自己不足表现的自我反馈总是比同学或导师们的反馈更有效。这就是为什么导师要先让犯错的学员对自己的不足用语言纠正,因为这样他们自己在感觉上不会太糟糕。"因此,回到小儿 CPR,我们要同时进行三项任务:球囊给氧,胸部按压,并建立一条注射肾上腺素的 IO 通路。在 CPR 期间,通过 IO 通路给予肾上腺素是否优先于胸部按压？这就是问题！如果学员回答不了这个问题,那么通过询问团队的其他成员来推进。可以允许正确的答案都被表达出来,指出小儿心肺复苏术中 ABC 的"C"(循环,circulation)部分优先于注射肾上腺素,因为维持这种含氧血液流到重要器官至关重要。胸部按压最佳速率是每分钟 100~120 次,它有助于避免血液循环不足或中断造成的后果,并能促进注射的肾上腺素在体循环中充分分布。这种观点即是国际儿科复苏指南(Biarent et al. 2010)所述儿童心脏骤停管理的逻辑。如果这个解释不是来自情境案例的参练者或观摩者,剩下的唯一反馈就是导师的指令反馈。虽然其速度更快,但不如学员用自己的语言表达出来有效。因为大多数情况下没有通过反思进行的深入学习,经过一段时间之后很难被记住。对此,导师解决问题的一个选择是逐步解决这个问题,而不是直接解释什么是正确的 CPR 管理。例如:"想一想一个无意识的小孩没有生命迹象,气道已被清理,已经开始球囊通气,如果孩子没有呼吸而且依然没有生命迹象,那么接下来要做什么？"如果没有任何学员能给出解决方案,导师必须回答这个问题。一定要确保在解决所探讨的问题时所有学员对解决方案都有正确的理解。复盘中这个非常重要的部分需要消耗大量时间。导师应该仔细地沿着所选择的复盘框架推进讨论,并花足够的时间来纠正不足表现,因为它代表了模拟教育过程中的"知识转移"部分(从导师到学员)。

　　这种渐进的方法将有助于学员理解需要早期实施胸部按压,以便建立足够的心输出量,而肾上腺素是为了加强它却不能替代它。这样引导下的反思过程将使学员意识到,医疗管理策略通常是给出一堆在某些情况下有些争议的辅助治疗措施,发生一种状况时需要进行正确的临床判断练习才不至于影响病人预后。通过询问以下问题来扩大辩论会很有意思:"您能想出将来克服这个问题的任何策略吗？"参考管理措施的病理生理机制能让行动的优先性变得更加明晰,并有助于在困难的情况下将那些管理措施列出轻重缓急。在这个例子中需要指出的是,决不能建议说如果建立 IO 通道很困难时应该放慢胸部按压,但也不要说胸部按压的速率在这种情况下应该仍然保持在每分钟100~120 次。

　　在这一点上,重点关注个人与团队目标,因为它是学员们在下一次模拟或真正的临床工作之前克服不足、缺陷或错误的一个有价值的方法。强调这些目标给了他们方向与动力,并帮助他们保持被期望的行为(Gardner et al。2016)。重点应放在真正的临床实践中运用,因为它代表了从模拟练习到真正的临床实践之间的"知识转移",这是模拟教育课程有效性最真实的证据。

2.8 确认纠正了不足表现

一旦使用图2.1所示的方法纠正了不足表现,复盘工作即将完成,但通过确认反馈确保学员们学有所获非常重要。如RUST复盘指南中建议的那样,它有助于回顾要点(Karlsen 2013)(参见图1.2)。正如我们前面所看到的,提供反馈的方式有三种:自动反馈、同学反馈,以及导师的指令反馈(参见第1.8.1与1.8.5节)。自动反馈是一种以学员为中心的方法,对于纠正不足与验证学员是否理解非常有效,因为它需要向学员提出一个非常简单的问题:

"如果你不得不再做一次,你会做什么不同的事?"

或"如果你现在必须执行相同的情境案例,你的方法会有什么不同?"

或"如果你今晚碰巧在医院处理同样的病例,你会特别考虑什么学习要点?"

导师脑子里应该有一个需要提出并进行复盘的各种不足表现的清单,在回答上述问题时清单里的内容又再次跳出来。如果情况并非如此,那么导师应该提一些其他的问题,例如"还有别的吗?"。最好的办法是让导师保持一个引导者的身份进行提问,并且这一点再怎么强调都不过分。可以这样开始:"你今天学到什么?"。一直追问"还有别的吗?",直到所有回顾的要点都被提及。

针对团队成员讨论的所有要点的一个完整提示可以确保复盘的学习效果。它对应于RUST复盘指南里"重要结论"(take-home message)的部分(Karlsen, 2013)(见图1.2)。如果总结不完整,那么导师应该尝试提示学员,以便他们能找到期望的答案,而不是直接提供解决方案。不管导师多努力学员们都完全回忆不出任何改进之处,这等于复盘无效。所以对这部分(花在确认复盘效果的)时间进行专门的把控是非常重要的,因为它是对复盘的相关性与学员对学习点理解的基本评估。

2.9 如何进行复盘的总结和结论?

总结与结论应该持续几分钟(Weinstock, 2013)。它要简短并能维持良好的学习氛围。导师仍然要充满热情并为学员展现出积极支持的形象。导师可以对在复盘过程中所谈论的内容进行汇总，包括任何医疗技能操作或流程以及特定的 CRM 问题，但不需要详述。如果导师问学员"你今天学到了什么？"，效果甚至会更好。在学员回顾以后，导师可以询问是否有任何问题。一般来说，在那个时候，一些学员会说他们缺乏可靠的教学参考资料用以学习。其他人可能会表示需要在技能训练模型上多次练习特定操作。如果导师为其提供一份关于情境模拟课程主题建议的解释讲义，并让他们有机会回到模拟中心来练习特定的技能操作，这两类学员会很高兴。我们有时称导师应对学员问题的策略为"工具箱"（toolbox），因为它提供了补充工具来增强对模拟情境（知识与技能）的理解，或者仅需要邀请学员回来练习特定的技能。有时候也可以在情境案例的模板后面附上参考文献与网站清单与学员分享（Alinier 2011）。

导师的结束语应该是感谢学员，确保一切保密，并希望这对他们来说是一次有用的体验。例如："再次感谢你在本次模拟课程中非常积极地参与。在这次情境模拟复盘期间讨论的所有内容都是保密的，什么都不要从这个房间里泄露出去。我希望这种模拟体验对你未来的工作有所帮助。"

基于所采用的模拟方式或教育活动本身的不同阶段，我们担当着不同的角色，如复盘的导师或教师，我们应该永远记住作为一名"教育者"是一份重要的责任。复盘的任何一方面都会深刻影响到学员对整个情境模拟课程的看法（Der Sahakian et al. 2015；Rall et al. 2000）。

2.10 总结：重要复盘语句

复盘时要保持一个清晰的结构具有很大的挑战。提问时不恰当的措辞会导致学员长时间、重复或进行不相关的讨论，或者可能被认为是非常具有评判性的，甚至是无礼的。有时导师有一份常用语句或提问清单会很有用，这些语句或提问适合在复盘的特定阶段使用，图 2.2 提供了这些内容。这些都是基于作者的个人经验，以及从其他已发表的复盘相关的论著中摘抄的要素（句子与提问）（Arafeh et al. 2010；Cheng et al. 2015a；Eppich and Cheng 2015；Gardner 2013；Jaye et al. 2015；Kolbe et al. 2016；Kriz 2008；Lavoie et al. 2015；Sawyer and Deering 2013）。

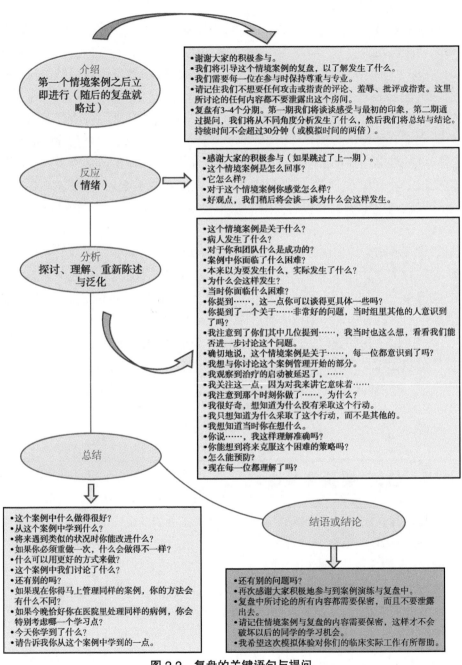

介绍

第一个情境案例之后立即进行（随后的复盘就略过）

- 谢谢大家的积极参与。
- 我们将引导这个情境案例的复盘，以了解发生了什么。
- 我们需要每一位在参与时保持尊重与专业。
- 请记住我们不想要任何攻击或指责的评论、羞辱、批评或指责。这里所讨论的任何内容都不要泄露出这个房间。
- 复盘有3~4个分期。第一期我们将谈谈感受与最初的印象，第二期通过提问，我们将从不同角度分析发生了什么，然后我们将总结与结论。持续时间不会超过30分钟（或模拟时间的两倍）。

反应

（情绪）

- 感谢大家的积极参与（如果跳过了上一期）。
- 这个情境案例是怎么回事？
- 它怎么样？
- 对于这个情境案例你感觉怎么样？
- 好观点，我们稍后将会谈一谈为什么会这样发生。

分析

探讨、理解、重新陈述与泛化

- 这个情境案例是关于什么？
- 病人发生了什么？
- 对于你和团队什么是成功的？
- 案例中你们面临什么困难？
- 本来以为要发生什么，实际发生了什么？
- 为什么会这样发生？
- 当时你面临什么困难？
- 你提到……，这一点你可以谈得更具体一些吗？
- 你提到了一个关于……非常好的问题，当时组里其他的人意识到了吗？
- 我注意到了你们其中几位提到……，我当时也这么想，看看我们能否进一步讨论这个问题。
- 确切地说，这个情境案例是关于……，每一位都意识到了吗？
- 我想与你讨论这个案例管理开始的部分。
- 我观察到治疗的启动被延迟了，……
- 我关注这一点，因为对我来讲它意味着……
- 我注意到那个时刻你做了……，为什么？
- 我很好奇，想知道为什么没有采取这个行动。
- 我只想知道为什么采取了这个行动，而不是其他的。
- 我想知道当时你在想什么。
- 你说……，我这样理解准确吗？
- 你能想到将来克服这个困难的策略吗？
- 怎么能预防？
- 现在每一位都理解了吗？

总结

- 这个案例中什么做得很好？
- 从这个案例中学到什么？
- 将来遇到类似的状况时你能改进什么？
- 如果你必须重做一次，什么会做得不一样？
- 什么可以用更好的方式来做？
- 这个案例中我们讨论了什么？
- 还有别的吗？
- 如果现在你得马上管理同样的案例，你的方法会有什么不同？
- 如果今晚恰好你在医院里处理同样的病例，你会特别考虑哪一个学习点？
- 今天你学到了什么？
- 请告诉我你从这个案例中学到的一点。

结语或结论

- 还有别的问题吗？
- 再次感谢大家积极地参与到案例演练与复盘中。
- 复盘中所讨论的所有内容都需要保密，而且不要泄露出去。
- 请记住情境案例与复盘的内容需要保密，这样才不会破坏以后的同学的学习机会。
- 我希望这次模拟体验对你们的临床实际工作有所帮助。

图2.2　复盘的关键语句与提问

参考文献

Alinier G (2011) Developing high-fidelity health care simulation scenarios: a guide for educators and professionals. Simul Gaming 42(1):9–26

Arafeh JM, Hansen SS, Nichols A (2010) Debriefing in simulated-based learning: facilitating a reflective discussion. J Perinat Neonatal Nurs 24(4):302–309

Biarent D, Bingham R, Eich C, López-Herce J, Maconochie I, Rodríguez-Núñez A et al (2010) European resuscitation council guidelines for resuscitation 2010 section 6. Paediatric life support. Resuscitation 81(10):1364–1388

Brown J (1997) Circular questioning: an introductory guide. ANZJ Fam Ther 18(2):109–114

Carayon P (2006) Human factors of complex sociotechnical systems. Applied Ergonomics 37(4):525–535

Carbo AR, Tess AV, Roy C, Weingart SN (2011) Developing a high-performance team training framework for internal medicine residents: the ABCs of teamwork. J Patient Saf 7(2):72–76

Cheng A, Palaganas JC, Eppich W, Rudolph J, Robinson T, Grant V (2015a) Co-debriefing for simulation-based education: a primer for facilitators. Simul Healthc 10(2):69–75

Cheng A, Grant V, Dieckmann P, Arora S, Robinson T, Eppich W (2015b) Faculty development for simulation programs: five issues for the future of debriefing training. Simul Healthc 10(4):217–222

Cheng A, Grant V, Robinson T, Catena H, Lachapelle K, Kim J et al (2016a) The Promoting Excellence and Reflective Learning in Simulation (PEARLS) approach to health care debriefing: a faculty development guide. Clin Simul Nurs 12(10):419–428

Cheng A, Morse K, Rudolph J, Arab AA, Runnacles J, Eppich W (2016b) Learner-centered debriefing for health care simulation education: lessons for faculty development. Simul Healthc 11(1):32–40

Der Sahakian G, Alinier G, Savoldelli G, Oriot D, Jaffrelot M, Lecomte F (2015) Setting conditions for productive debriefing. Simul Gaming 46(2):197–208. doi:10.1177/1046878115576105

Dreifuerst KT (2015) Getting started with debriefing for meaningful learning. Clin Simul Nurs 11(5):268–275

Eppich W, Cheng A (2015) Promoting Excellence and Reflective Learning in Simulation (PEARLS): development and rationale for a blended approach to health care simulation debriefing. Simul Healthc 10(2):106–115. doi:10.1097/sih.0000000000000072

Falchikov N (2007) The place of peers in learning and assessment. In: Boud D, Falchikov N (eds) Rethinking assessment in higher education: learning for the longer term. Routledge, Abingdon, pp 128–143

Fanning RM, Gaba DM (2007) The role of debriefing in simulation-based learning. Simul Healthc 2(2):115–125

Gangaram P, Alinier G, Menacho AM (2017) Crisis Resource Management in Emergency Medical Settings in Qatar. International Paramedic Practice 7(2):18–23

Gardner R (2013) Introduction to debriefing. Semin Perinatol 37:166–174

Gardner AK, Diesen DL, Hogg D, Huerta S (2016) The impact of goal setting and goal orientation on performance during a clerkship surgical skills training program. Am J Surg 211(2):321–325

Janis IL (1971) Groupthink. Psychol Today 5(6):43–46

Jaye P, Thomas L, Reedy G (2015) 'The Diamond': a structure for simulation debrief. Clin Teach 12(3):171–175

Joëls M, Pu Z, Wiegert O, Oitzl MS, Krugers HJ (2006) Learning under stress: how does it work? Trends Cogn Sci 10(4):152–158

Karlsen R (2013) Stable program. Adaptation of the RUS model. Original work from the Center for Medical Simulation (D.R.), Cambridge, MA, USA

Kolbe M, Marty A, Seelandt J, Grande B (2016) How to debrief teamwork interactions: using circular questions to explore and change team interaction patterns. Adv Simul 1(1):29

Kriz WC (2008) A systemic-constructivist approach to the facilitation and debriefing of simulations and games. Simul Gaming 41(5):663–680

Kuiper R, Heinrich C, Matthias A, Graham MJ, Bell-Kotwall L (2008) Debriefing with the OPT model of clinical reasoning during high fidelity patient simulation. Int J Nurs Educ Scholarsh 5:Article17. doi:10.2202/1548-923X.1466

Lavoie P, Pepin J, Cossette S (2015) Development of a post-simulation debriefing intervention to prepare nurses and nursing students to care for deteriorating patients. Nurse Educ Pract 15(3):181–191

Paul R, Elder L (2007) Critical thinking: the art of Socratic questioning. J Dev Educ 31(1):36

Rall M, Manser T, Howard SK (2000) Key elements of debriefing for simulator training. European Journal of Anaesthesiology 17(8):516–517

Rudolph J, Simon R, Dufresne R, Raemer D (2006) There's no such thing as "nonjudgmental" debriefing: a theory and method for debriefing with good judgment. Simul Healthc 1(1):49–55

Rudolph J, Simon R, Rivard P, Dufresne R, Raemer D (2007) Debriefing with good judgment: combining rigorous feedback with genuine inquiry. Anesthesiol Clin 25(2):361–376. doi:10.1016/j.anclin.2007.03.007

Rudolph J, Simon R, Raemer D, Eppich WJ (2008) Debriefing as formative assessment: closing performance gaps in medical education. Acad Emerg Med 15(11):1010–1016

Rudolph J, Raemer D, Arnold J, Allan C, Remke D, Reid J (2017) Debriefing as a tool for closing performance gaps. Paper presented at the International Pediatric Simulation Symposia and Workshop (IPSSW), 1–3 June 2017, Boston, MA, USA

Russell NJC (2011) Milgram's obedience to authority experiments: origins and early evolution. Br J Soc Psychol 50(1):140–162

Savoldelli GL, Naik VN, Hamstra SJ, Morgan PJ (2005) Barriers to use of simulation-based education. Can J Anesth 52(9):944–950

Sawyer TL, Deering S (2013) Adaptation of the US Army's after-action review for simulation debriefing in healthcare. Simul Healthc 8(6):388–397

Sigalet E, Blackie B, Davies J, Brisseau G, Schnurman D, Krizan A, et al. (2015). Workshop: feedback by design for an interprofessional audience. Paper presented at the 1st middle east conference on interprofessional education. 4–5 December 2015, Doha, Qatar

Weinstock P (2013) Boston Children's Hospital simulator program, simulation instructor workshop, Harvard University, Boston. Personal communication. March 2013

总体建议与特殊问题 3

摘 要

本节首先列出了大多数情况下适用于预防与处理困难复盘的常规技巧与建议,这些对于模拟导师们都很有用。接下来是针对一系列大家经常面临的问题与疑惑,这些内容在模拟领域中经常会被讨论到。在复盘过程中常常为是否回放录像引起争论,对此还没有研究定论,因为其中有很多可能的混淆因素。同样,在情境案例演练过程中进行复盘得到了相关参考文献的支持,我们对此已有了深入的认识。此外,通过直播或回放整个情境案例录像以提供完整的演示过程,被认为是另一种可以为模拟教育的新学员们提供支持的方法。另一方面,有时模拟教育者们面临真正两难的窘境是,尽管与学员相互承诺对模拟课程保密,但可能对学员的表现与行为非常担心(译者注:以至于不得不向学员的临床主管负责人反映。参见章节 3.7)。本章将介绍一种快速重复刻意练习(rapid circle deliberate practice)方法,并探讨这种方法是如何影响复盘的。最后,我们对目前的复盘评价工具进行了简要回顾。

3.1 复盘的常规技巧

复盘时导师的任务是解决学员们在情境案例中出现的各种问题,对此导师可能会感觉如坐针毡。以一种机智的方式弄明白学员们的行为与决策可能是一项艰巨的任务,这取决于导师对于情境案例与学习目标有很好的了解,并密切关注学员与其他团队成员、病人以及环境的互动。导师与学员间成功的互动会受到模拟课程中已经建立起来的专业的尊重与信任的氛围影响(Decker et al. 2013)。总的来说,复盘是所有模拟教育活动的关键阶段,有助于学员反思发生的事情,这样他们才能真正地理解学习目标(Alinier

2011）。

　　为了确保学员们获得最佳学习效果,导师们需要有良好的沟通技巧与特别的心理洞察能力。表 3.1 列出了一些有用的复盘技巧,这些总结也得到了其他教育者的推荐（Der Sahakian et al. 2015；Gardner 2013；Jones and Alinier 2015；Mayville 2011）,这些都与复盘前需要考虑的问题相关,表 3.2 的内容与复盘期间相关,表 3.3 的内容主要与复盘之后相关。无论是在复盘之前、期间还是之后,这些技巧都有助于确保模拟课程中这一阶段对所有的学员都有益,包括观摩者（O'Regan et al. 2016）。

表 3.1　复盘前需要考虑的技巧列表

- 从模拟课程开始时就建立起关于尊重与保密的要求和基本规则
- 与学员建立融洽的关系并赢得他们的信任
- 如果您打算将某些事件的视频片段在复盘中回放,请在情境案例演练中添加标注或记下特定事件的时间
- 在情境案例演练中,用心或者笔记录下你所观察到的所有需要进行复盘的要点,以便用来指导自己针对学员进行适当的提问
- 在模拟结束后立即进行复盘,以获得学员的即时反应
- 承认模拟的局限性,而不是辩解或者蔑视针对模拟过程或技术的批评

表 3.2　复盘期间需要考虑的技巧列表

- 记得一定要感谢参加情境案例演练的学员
- 如果在正常结束之前就结束了这一情境案例,请简要说明原因（如学习目标已经实现）
- 复盘中由参练者向其他学员陈述信息
- 将参练者陈述的情境案例去语境化,对学员的情绪问题与教学点问题做到平衡
- 以常规的反应期开始,保持有条理的复盘
- 让参与演练年资最低的学员最先发言
- 用开放性的提问（是什么,为什么,怎么做）发现学员们真正想说什么
- 使用能激发学员深入反思与参与的提问
- 当学员不及时回答你的问题时,不要自己回答
- 当学员不回答时,重述问题
- 让学员回答他们自己的问题
- 积极倾听,鼓励不断参与
- 使用沉默 / 停顿来鼓励学员做出进一步的反应

续表

- 直接向沉默的学员提问，让他们对别人说的话发表评论
- 让所有学员包括观摩者都参与复盘
- 用心或笔记录下所有在反应阶段出现并需要进行复盘的要点，以便用来指导针对学员进行适当的提问
  - 讨论中不要当"麦霸"，妨碍学员的参与
  - 以非冒犯的方式观察或评论
  - 复盘中只有在必要和有益的情况下，有条理地并以非冒犯性的方式使用视频
  - 逐一核查每一位学员从情境案例中学到了什么

表 3.3　复盘后需要考虑的技巧列表

- 考虑是否需要对情境案例模板进行任何修改（如简介、病人状况、文档、助演或演员的剧本等）
- 想一想学员在复盘中的反应，作为导师不断自我反思
- 想一想你给学员留下的印象，以及他们从你的复盘中真正学到了什么
- 征求协同导师与学员对你复盘方法的反馈意见
- 用本书第 4 章作为你个人的复盘日记，写下你在复盘中重要的学习事件与情况

3.2　使用复盘准备项目核查表

使用项目核查表（checklist）非常有用，这样就不会遗忘任何复盘准备与实际运行的要点。这在与复盘的协同导师共同工作时尤为重要，它可以确保两个导师能默契配合。Cheng 等（2015b）在一篇文章中介绍了此类复盘项目核查表的关键要点，此处稍加修改并以图表的形式呈现，见图 3.1。从本质上讲，正如前面所讨论的那样，复盘不是一次即兴表演，它需要导师（们）做好准备才能确保有效引导讨论。项目核查表是基于 Cheng 等（2015b）的工作，并展示了四个连续的阶段：

- 模拟前：这些部分应该在情境模拟课程开始之前核对，以防止发生任何可能的意外，特别是有其他导师进行协同引导复盘时。这份核查表包含了下列要素：回顾预设的学习目标，了解情境案例的关键事件，并就导师们各自的角色、责任以及复盘的策略达成一致。
- 模拟中：这一部分核查表鼓励导师们专注于模拟环节，并记录他们在复

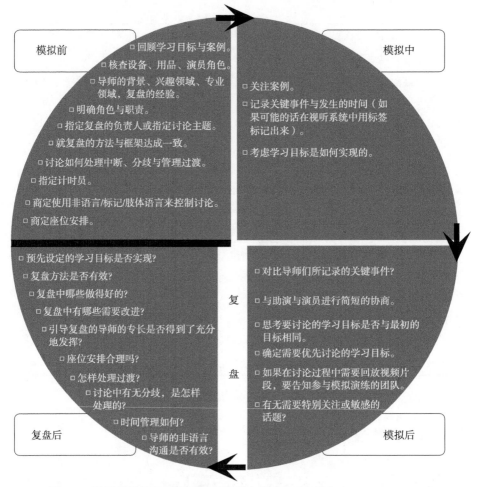

图 3.1   进行优质的复盘需要考虑的要点核查表（改编自 Cheng et al. 2015b）

盘中想要讨论的事件。

　　● 模拟后：模拟结束后，导师应该立即与协助人员和助演们一起进行一次简短的讨论，分享观察到的与关注的问题，并就哪些是需要复盘的关键要点达成一致。该核查表可用于指导这个过程，确保通过快速协商一致的方法，同时对复盘的反应阶段也可能会修改预设的讨论要点这样的事实保持开放的态度，这样才能适当优先考虑预设的学习目标和实际的学习目标。

　　● 复盘后：为了改进导师们的工作，鼓励导师们对他们通过复盘引导体验式学习的这个过程进行反思，无论他们是单独还是协同开展复盘。在后一种情况下，导师们一起审核项目核查表很有意义，如果需要的话他们可以相互就如何改进引导方法达成共识。

3.3 是否使用视频辅助复盘？

在基于情境案例的模拟教育中使用音视频系统是非常常见的，它可以进行现场直播与情境案例录制（Alinier 2007）。虽然并不总是对学习有益（Savoldelli et al. 2006；Sawyer et al. 2012），一些教育者们还是喜欢使用视频辅助复盘，在复盘开始时通过回放情境案例中选定的视频片段（Hamilton et al. 2012）或整段视频，让学员从不同的角度重温模拟环节（Dusaj 2014）。

视频辅助复盘可以让学员通过提供的客观记录来回顾他们的表现，但应强调这一过程需要充分的指导。有四项研究比较了使用视频辅助与非视频辅助复盘的模拟训练的效果，得出两种方法之间的效果没有差异（Cheng et al. 2014）。在一项关于护理专业学生的研究中，与单纯的口头复盘相比，视频辅助组的技能提升更显著、反应时间更快、知识保留的时间更长（Chronister and Brown 2012），但也有其他研究表明并没有真正的差异（Savoldelli et al. 2006）。当比较复盘方法时，复盘的方法本身、使用视频辅助以及采用不同的实施方式等诸多因素都会有影响。可以在复盘开始前播放整段视频，也可以在值得讨论的地方回放与停止，或者只回放加入了标注的特定片段以突显特定事件。在一项随机研究中（使用与不使用视频辅助的复盘），护理专业的学生反馈他们复盘的体验只有细微差别，尤其在帮助建立理论与现实工作之间的联系方面（Reed et al. 2013）。澳大利亚最近的一项研究中，24 位复盘的专家一致认为，视频可以用作复盘的辅助工具，但其作用不一致（从总是有用到几乎无用）（Krogh et al. 2015）。该篇文章的作者认为在复盘中使用视频的最佳方法顶多也只是那些学员感兴趣的、有特定教育目的的短视频片段（Krogh et al. 2015）。

总之，对我们来讲，为了最大限度地提高学习效果，视频辅助复盘应仅限于使用特定的片段以佐证导师观察到的内容。视频片段应该以中性基调呈现情境案例中的事实，并与对学员的提问相关，以收集他们对特定行为的反应。没必要常规重放视频再现整个情境案例，这样无法充分突出复盘的要点，还会占用太多时间。同样，视频片段不应该用来以评判性的方式加强指令反馈，因为它可能会严重冒犯学员。强烈建议不要一边展示某段视频，一边说"看看你在这里做错了什么！"

如果导师是一个引导复盘的"新手",我们认为要在情境模拟课程中实现学习效果最大化,使用声音视频录制系统的最佳方式是录制复盘过程,而不是录制情境案例。在征得学员同意的前提下,视频记录新手导师引导学员进行复盘的过程,最后新手导师与同事一起回顾复盘的视频,可以指导新手导师自己进行反思,最终目的是改进或完善他们引导复盘的能力,进而改进学员的学习效果(Arafeh et al. 2010)。

3.4   是否采用情境案例中暂停来进行复盘?

以"暂停 - 继续"的方式中断情境案例以便给予反馈或进行复盘,被看作是一种"以教师为中心"或"由导师主导"的非常特殊的策略(Alinier 2007),这是由导师过度保护的情感引发的,即老师不希望学员"误入歧途"。这种方法会被认为有利于防止学员学错或做错;但是,这也阻止了他们了解目前他们的思维过程与行为的实际后果。

一旦导师在情境案例中采用这种方法,特别是以暂停情境案例的方式,必然会降低情境案例的真实性。这种暂停会影响学生在情境案例中的表现,以及当时他们正试图治疗"病人"的实际流程。Van Heukelom 等(2010)的研究表明,模拟后复盘(post-simulation debriefing)受到学生的青睐,因为这有助于他们更有效地理解其正确与错误的行为。在我们看来,"模拟中复盘"(in-simulation debriefing)更适合实践技能培训,作为一个独立的事件而不是情境案例的一部分来操作。

在情境案例中,承担了角色的导师或"助演"(confederate,译者注:知道情境案例的底细,在情境案例中也扮演角色,以便救场或协助完成教学目标的人)可以通过提供有用的建议或接管案例的方式来提供"间接反馈",这就不会影响情境案例的流畅与真实性(Meakim et al. 2013)。这种方法有时在情境案例"救场"时有用,以确保情境案例朝预期方向发展并达到学习目标(Der Sahakian et al. 2015;Dieckmann et al. 2010)。

另一方面,情境模拟教学的目的常常是通过将学员置于特定的情境中,观察他们是如何依靠他们的知识、临床推理与实践技能,以及团队协作能力独立自主地处理问题。在情境案例中不打断或干扰学员,使他们能够在安全的模拟环境中完整体验其行动的后果,并从错误中吸取教训,是这种训练模式的关键优势。

"情境案例中"复盘（within-scenario debriefing）被视为一种不同的方法，因为它可以满足不同学员的学习需求。这种方法促进在行动中反思（reflection in action），从而有利于掌握性学习（mastery learning）（Eppich et al. 2015）。

3.5　如何进行情境案例与复盘示范？

学员有时要求在情境案例演示之后进行复盘示范，以便学员们能更好地理解希望他们做什么，或是因为一些同事、其他学员、资深临床医生旁观他们的模拟活动而令他们紧张与不安。虽然耗时，但它仍为每个人提供了宝贵的学习机会，并且在某些文化背景下可能非常有价值，因为这种方法与他们的传统学习方式相差甚远。演示不一定需要现场实施，也可以使用情境案例与相关复盘库预先录制的视频来向学员展示情境模拟课程中的重要环节（Fanning and Gaba 2007）。也可以是教师或志愿者展示角色明确的视频片段，这样使得学员们可以理解谁是"学员"而不是助演或演员。另外，在获得学员知情与书面同意的情况下，可以在理想方式下记录真正模拟教学及其相关复盘的实际视频，用来说明基本的学习目标。

3.6　如何最好地处理多专业团队的复盘？

当面对多专业团队的学员时，强烈建议也应组建一个与学员相关的多专业导师团队。毫无疑问地，学员需要在导师队伍中有其专业代表作为一种保证形式。这也意味着，由于需要分析不同专业的观点，复盘时间可能持续更长。这种方法已经在很多本科多专业情境模拟课程中实施并富有成效（Alinier et al. 2014）。

缺乏情境案例中关键专业的导师代表，很容易导致复盘时只顾及某一专业的学员而忽略其他专业学员的不平衡现象。如果某一特定专业的导师对其他不同专业的学生提出建议，可能会存在缺乏可信度或错误信息的问题。还有一个需要考虑的重要问题是，最好所有导师都接受过适当的引导复盘的培训（Lioce et al. 2015），因为作为某一特定领域的专家不一定具备最适合的建设性地引导复盘的能力。

Zigmond 等（2011）的 3D 复盘模式被推荐用于多专业培训的场景，还有其他方法作为补充(Becker et al. 2016)。例如,在不同专业的学员参与团队模拟培训时,迂回提问是一个特别有用的复盘方法,因为它能促进对话,通过对话能让学员了解他们之间的相互依赖关系,但该方法也需要通过章节 1.8.4 中所讨论的主张 - 探询的方法进行平衡(Kolbe et al. 2016)。

3.7   如果对于发生的事情觉得自己无法保密该怎么办?

有时,情境模拟课程中发现并通过复盘确认的缺陷可能非常令人担心,需要在模拟环境之外与学员,甚至与学员的临床主管负责人再次讨论。不过,我们应该记住最初对学员的保密承诺,以及模拟应该是在安全的学习环境中进行的。因此,明智的做法是,对外部披露与学员有关的任何关切内容以及可能是情境案例或复盘期间发生的情况之前,应征得相关学员的同意。

这种情况可能与学员对他们的同伴或导师的不恰当或不尊重的行为有关。临床情境案例的压力或观摩者措辞不当的批评造成的紧张,可能会引发学员情绪的意外爆发,尽管可能性极小。从这个意义上说,问题学员可能被认为违反了尊重相关的基本规则,于是这可能也是导师违反保密承诺的正当理由,如果情况需要,可以由外部纪律小组进行审议。在更为普遍的情况下,导师应该改变所讨论问题的措辞,重新控制局面,以防止可能的争论升级(Der Sahakian et al. 2015)。"开诚布公地复盘"有助于缓解这种情况(Rudolph et al. 2007),但这需要练习才能掌握(见章 2.6.3)。

3.8   针对快速重复刻意练习怎样进行复盘?

连续几轮重复的模拟练习会影响复盘本该有的进行方式,因为许多内容没必要重复,学员可以更快地完成复盘的过程。事实上,快速重复刻意练习(rapid cycle deliberate practice,RCDP)在快速重复中逐渐提供了更具挑战的状况,专家简短的指令反馈穿插在整个过程中(Doughty et al. 2015)(见 1.8.1节)。它与传统的复盘不同,传统的复盘试图通过主张 - 探询的复盘方式来揭示学员的思维框架,但不提供立即重复练习的机会(Doughty et al. 2015)。在RCDP 中,对学员的表现与反馈的评估更为及时、更有指导性,从而可以迅速恢复练习(Patricia et al. 2017)。实施 RCDP 及其简短直接的复盘可以提高住院医师的复苏技能（Hunt et al. 2014）。其中学习的深度是需要进一步研究的一个要素。

3.9 如何预防或处理困难复盘（difficult debriefing）？

就模拟与复盘过程对学员进行很好的简介，并让学员熟悉模拟环境和所使用的技术，这些做法可以避免情境案例中的某些内容转化为困难复盘的问题。还有助于确保在情境案例开始之前发现任何潜在的技术问题或对模拟人不熟悉而产生的问题。学员可能因为不能听到呼吸音或摸不到脉搏而对剧情推进产生不利影响或分散注意力，进而妨碍剧情按预期发展。这个时候，助演仍然能通过他的角色来"救场"，如在正确的位置进行胸部听诊并给出他们的意见。这是情境案例中很好的"救场"例子（Dieckmann et al. 2010）。

同样，如果我们对情境案例的简介过于简化、过于指令性、误导或无意中模棱两可，或者在简介期对下列因素做出了假设：学员先前的模拟经验、模拟过程中我们期望他们真正做什么而不是假装做什么，这些可能导致情境案例中的困难，学员会认为这对他们不公平。这会导致他们在复盘之初就做出防御，他们会仍然将注意力集中在某一特定的负面触发因素上。例如，按照下面的方式进行简介，学员处理情境案例的方式可能会有很大差异：

"……一对夫妇来到你的诊所，他们想要了解丈夫最近的 HIV 检测结果，结果显示是 HIV 阳性，演示你如何告诉这对夫妇这一坏消息。"

相反地：

"……一对夫妇来到你的诊所，他们想要了解丈夫最近的 HIV 检测结果，结果显示是 HIV 阳性，开始进行会诊并告知这一坏消息。"

在第一种情况下，直接鼓励学员同时向这对夫妇告知检测结果，就尊重病人隐私而言，这应该是错误的；而在第二种情况下，没有具体说明学员需要怎么做。（第一种情况下）从一开始，学员会觉得自己被设计成要失败或者故意被放置在一个困难和不切实际的处境中。这将导致他们从复盘开始时就采取防御状态，降低了场景或情境案例的真实性。

在相同的例子中，主要的学习目标可能与学员必须展示的内容有关：

- 首先使用良好的沟通技巧，专业地询问该夫妇要不要单独咨询，不必考虑他们是否原本就想要一起咨询。
- 恰当地披露坏消息。

- 带着同理心说话。

一旦达到了学习目标,正常的做法是按照该环节的时间计划结束这一情境案例,而不是让学员按照他们可能预计的那样展示整个过程,例如对夫妇进行深入咨询、第二次会诊,甚至第三次会诊。如果在复盘刚开始时导师没有对这种突然终止情境案例的情况进行恰当的说明("谢谢你,我们在你进行会诊的时候故意终止了案例,我们的学习目标所设计的就是这样"),学员的即刻反应会是抱怨没有给他们足够的时间去完成会诊,进而导致学员采取防御姿态。

最近我们与其他人发表了一篇关于为有效复盘营造正确条件的文章(Der Sahakian et al. 2015),它包括六个建议:

1. 反思自己作为一名导师的表现(征求学员与同行的反馈意见,并接受合适的培训成为一名可以引导学员学习的导师)(见章节 4.2, 4.3, 4.4 与 4.5)。

2. 建立模拟的基本规则(在模拟体验之前做好准备工作并向学员进行简介,控制模拟课程的时间与情境案例的质量)。

3. 在情境案例中使用助演或演员来管理意外事件与预期的学习目标。

4. 根据学习心理学原理,遵守复盘过程各个步骤与好方法的建议。

5. 在复盘期间让学员"去语境化",以保持情感与教学之间的平衡。

6. 在复盘期间让学员正确听取同伴们的意见,以免他们抵触学习过程。

复盘实施起来并不容易。由于文化差异,有时使复盘难以顺利进行。复盘中反思学习的概念主要来自西方文化(Chung et al. 2013)。所有文化都具有其显著的特点,这体现在教与学的偏好、实践及准则。需理解模拟学习时要有文化敏感性(culture-sensitive),在引导复盘的过程中要考虑这些文化差异,以便学员从复盘中获得最大益处(Chung et al. 2013)。这需要以恰当的文化方式来进行引导,这意味着所建议的一些方法在特定环境中不可行,或者很难成功。明智的做法是将存在文化背景疑问的情境案例与相应复盘的视频片段展示给有相关文化背景的老师,向他请教以确定预期采用的模拟和将要使用的复盘方法是否恰当。

在其他情况下,同一国家与同一文化背景中工作场所之间通用做法的差异可能会造成对行为的误解,从而引发潜在矛盾。在这一点上,文化历史活动理论(cultural-historical activity theory)的方法可以提供有利的视角,把注意力引向模拟中学员与语境之间的互动(Eppich and Cheng 2015)。

情境模拟课程开始时的简介期(见章节 1.3.1)是防止困难复盘局面的关键阶段。除此之外,在最初的简介环节或复盘开始部分,导师须承认模拟的局限性,并且需要在"虚拟协议"（fictional contract）中得到学员的认可（Dieckmann et al. 2007）,但是复盘导师仍然会面临四种不同的挑战:

1. 导师在复盘方面是初学者或新手　每次复盘都给他们机会以使其在复杂的复盘过程中接受训练,培养他们作为导师的技能。"秘诀"是早期就要建立接受模拟的局限性,保持无疑心、真诚、积极倾听、好奇的规则,并通过开放式提问引导每一个人参与讨论来吸引所有的学员。能帮助新手导师的是使用助记工具（cognitive aids）（参见章节 3.2 与 4.7）,用有用的语句（图 2.2）保持讨论沿着计划的方向推进;保留引导复盘的记录（第 4 章）,反思他们自己引导复盘练习中的优 / 缺点;还可以视频记录他们自己的复盘（见章节 4.2 和 4.3）。初学者应该抓住任何可能的机会担当协同导师,因为这样可使他们快速积累宝贵的经验（见 1.6 节）。

2. 复盘的时间问题　此时,最重要的是建立复盘的结构,例如三期过程,即便每一期都缩短了。它能实现大部分的复盘目标（但不是全部）,并让学员熟悉复盘的环境。

3. 导师面临困难的局面　针对资深学员,如一名老师或备受尊敬、经验丰富的临床医生进行复盘,对于新手来说往往是一个挑战。因为资深学员更不愿意反思他们的工作,而且往往认为他们自己的行为是正确的,甚至可能试图控制这次复盘。

4. 导师应对困难学员　这是导师面临最有压力的局面,因为大多数导师不知道如何恰当地应对困难学员,尤其是处理不当可能对整个情境模拟课程和其他学员产生负面影响。虽然整本书都在讨论这个话题,我们还是通过表 3.4 中简单明了的描述推荐给读者一些解决棘手复盘的方法。

哪怕做好了简介、对文化差异或引导过程给予了特别关注,导师在面对困难学员时（表 3.4）,引导复盘依然可能会有困难。这种学员可能有着很强的戒备心,不参与讨论,沉默寡言,有时甚至自我贬低。这种学员需要不同的方法应对,如采用更具互动性的教与学的方法,并把学员们分成更小的学习小组。相反,在复盘过程中也可能会充满"火药味",会出现来自其他学员的争论或批评。这种情况应该由导师迅速处理（重申复盘基本规则,见章节 2.2）,以确保复盘沿正确的方向进行,并避免团队内的氛围更紧张。导师引导复盘的专业水平在恰当地管理与解决这些情况中发挥着重要的作用。解决上述问题的能力对导师来说十分重要。

表 3.4 复盘中困难学员的类型

学员类型	风险	建议
游戏型 学员不能融入，觉得一切都像游戏	• 与教学目的脱节 • 把讨论的重点转移到讨论模拟人、环境、设备等的局限性上 • 不接受模拟的局限性，无法融入团队	• 承认模拟的局限性，并提醒学员虚拟协议 • 哪怕有这些不足，依然可以学到重要的东西 • 努力将模拟情境案例当成真实的医疗事件来对待 • 提醒要对他人的学习负责 • 如果学员完全不参与或捣乱，考虑将其排除在这次讨论之外
自责型 非常自责的学员	• 自我贬低与个人自信心丧失 • 在模拟和复盘中失去信任而波及团队 • 妨碍参与到复盘中 • 把复盘的重点转移向个人问题	• 探讨不高兴的原因 • 承认对所有人都是有压力的 • 更多地关注团队合作而不是个人 • 帮助学员看到积极的部分 • 使用同学的积极反馈 • 鼓励团队给予支持 • 可以要求对个人的支持
指责型 批评他人的攻击型学员	• 破坏复盘的氛围，可能导致公开冲突 • 忽略了教育目标 • 忽略了团队精神与表现	• 提醒复盘的规则：信任、相互尊重、好奇等等 • 提醒复盘应该是建设性的 • 鼓励注重团队表现 • 对粗鲁或针对个人的攻击性评论采取零容忍的态度
哭泣型 在复盘中哭泣的学员	• 破坏复盘，把氛围变得悲伤 • 不能融入团队 • 把复盘的重点转向个人问题	• 可能这是一些学员对焦虑的正常反应 • 承认这对所有人都是有压力的经历 • 用团队作为支持 • 鼓励学员平复下来，尽快在思想上重新加入讨论 • 可以要求对个人咨询反馈

续表

学员类型	风险	建议
自以为是型 一种危险但积极且深信不疑的学员，他/她还误以为当自己行为什么 解，像"万事通"	● 忽略了教学目标 ● 让学员同的讨论偏向某一方 ● 很难纠正他的不足的表现 ● 让其他学员很难理解从模拟中可以学到什么	● 用事实来说明，如果涉及技能操作则可以使用视频 ● 使用主张-探询的方法探究行为 ● 针对学员的断言给出相对性的例子，类似"灰色地带"（译者注：让他知道情况不一定是"非黑即白"那么绝对） ● 使用同伴的反馈，重新引导正确的理解 ● 用团队合作的角度迫使其理解到自身的错误 ● 用操作规范或建议来证明实际行为偏离了预期行为 ● 如果危险的行为依然存在，如升级了，这时可能需要备选方案
防御型 用各种理由（如不真实等）为不当行为作辩解的学员	● 忽略了教学目标 ● 这个学员有"不守信"的风险 ● 不能融入团队 ● 很难纠正不足的表现	● 承认所有的局限性：模拟人，设备，情境案例 ● 哪怕有这些不足，依然可以学到重要的东西 ● 努力将模拟情境案例当成真实的医疗事件来对待 ● 提醒要对他人的学习负责 ● 鼓励关注团队的表现
安静型 安静或内向的学员	● 不认可某人 ● 缺乏重要的感受和/或反应 ● 对情境案例中真正发生的情况产生误解 ● 没有在团队中发挥作用	● 直接向沉默的学员针对其情绪与反应提问（他们因为何事导致不快？） ● 承认这对所有人来说都是有压力的经历 ● 可能这是一些学员对焦虑的正常反应 ● 团队合作的重要性：每个人都有自己的职责 ● 探索团队领导者与其他成员间的关系

3.10 如何评价复盘?

评价复盘的工具可以用来针对模拟中不足表现的特定领域实施复盘,这些半定量或定性的工具应该被当作评价模拟中表现的工具,而不是评价复盘的工具。可以从不同的角度对复盘进行评价,客观地讲,或多或少取决于考虑哪些方面以及由谁来观察导师的表现。

Simon 等在 2010 年开发了一种以行为为依据的评级量表,名为 DASH (Debriefing Assessment for Simulation in Healthcare)(Brett-Fleegler et al. 2012; Simon et al. 2010),里面包含模拟体验后实施有效复盘需要具备的六个关键要素,DASH 是用来确定学员或协同导师所认为的复盘导师展现出的六个关键要素的程度。这个量表涉及六个部分:

1. 营造令人融入的学习环境。
2. 维持令人融入的学习环境。
3. 复盘结构清晰、有序。
4. 激发令人融入的讨论。
5. 识别和探讨不足表现。
6. 帮助学员实现或保持良好表现的做法。

总的来说,这六个部分共由 20 个项目组成。所有项目都描述了具体的行为,并适用于各种环境。虽然从评价的角度来看,这里面包含了主观因素,但它为导师提供了有用的指导,以确保他们坚持高质量的复盘原则(Brett-Fleegler et al. 2012)。在使用中,导师对 DASH 中不同元素的关注取决于学员的类型。根据情境案例的结果或学员的经验水平,可能需要对不同要素给予不同程度的重视。例如,有些学员可能要求导师一直都要保证复盘结构清晰、有序,以确保没有遗漏学习要点,而对于其他学员来说,导师需要更加努力地来激发学员融入讨论中,以探索学员某些行为背后真正的思维框架或合理性。心理测量学研究表明,DASH 是一种有效且可靠的量表(表 3.5),广泛用于客观评价复盘(Craft et al. 2016)。后来开发了一个学生版的 DASH 来评价学员的体验(Rudolph et al. 2016)。

同年(2012),Arora 发表了关于 OSAD(Objective Structured Assessment of Debriefing)评价量表的研究(Arora et al. 2012)。OSAD 是一种评价工具,最初设计的目的是用于评价外科模拟的复盘练习。它包含八项与复盘相关的内容:

方法、环境、参与度、反应、反思、分析、诊断与应用。经证明它具有很强的评分者间信度与内部一致性,并已被用来证明教育干预后复盘的频率与质量都有所提高(Ahmed et al. 2013;Arora et al. 2012)。研究中还建议将 OSAD 作为新手导师的形成性评价的教学工具(Paige et al. 2015)。在 Cheng 等(2015a)关于师资发展的文章中,他们比较了 DASH 与 OSAD,建议在其他情况下测试这些工具,以及形成性地用于跟踪随访老师们复盘的表现随时间的变化。

在 DASH 评价量表与 OSAD 量表发布的同一年,Reed(2012)研发了"复盘体验量表"。这是一个主观量表,也包括 20 个项目,最初设计用于护理模拟教育,它向护理专业的学生描述了复盘的体验与重要性。该量表被分为了四个子量表:

- 分析想法与感受。
- 学习与建立联系。
- 实施复盘中导师的技巧。
- 导师适当的指导。

虽然 Reed 的量表主要是针对护理学生群体,也可能用于其他专业,但作者推荐基于不同人群样本做进一步的心理测量学测试。该量表的主要特点见表 3.5,并附本节中其他量表的资料。

三年后,挪威的一个团队重新测试了 Reed 的量表,发现内部一致性更低,特别是在处理复盘重要性的领域(Tosterud et al. 2015)。应当指出,这是基于认真翻译的版本完成的。他们从量表中删除了两项,并在复盘体验量表中获得了更高的 $Cronbach\text{-}\alpha$ 值,共有 18 项,但在子量表一级,$Cronbach\text{-}\alpha$ 值仍然低于可接受的 0.70 水平(见表 3.5)。

2016 年,Bradley 与 Dreifuerst(2016)发表了一份通过复盘实现有效学习评价量表(Debriefing for Meaningful Learning Evaluation Scale)的测试报告,该量表仅仅是基于 15 段模拟训练的视频,由三名复盘的专家进行的客观评价而成。结论中他们肯定了该量表的总体有效性与可靠性;但有几个子量表的 $Cronbach\text{-}\alpha$ 值仍低于可接受的水平(见表 3.5)。

表 3.5 　复盘评价量表

作者（年份）	场景，名称	观察者	项目数	分级	队列数	情境案例	统计
Brett-Fleegler et al. (2012)	模拟 DASH	客观的（114 名国际复盘专家）	20	7 级 Likert 分级	3 场复盘（=3 种不同类型的学员）	气胸导致的 PEA（电机械分离）	总体 CA=0.89 总体 ICC=0.74 子部分 0.57~0.68
Arora et al. (2012)	外科模拟 OSAD	客观的（33 各各国的外科医生与手术室工作人员，来自英国，美国，澳大利亚）+专家组（7 人）	8	5 级 Likert 分级	20 场复盘	未描述	内容有效性指数 =0.94 总体 ICC=0.88
Reed (2012)	模拟 复盘体验量表	主观的 护理专业学生	20	5 级 Likert 分级	130 场复盘（护理学生）	产科，重症	总体 CA 重要性 CA=0.91 体验 CA=0.93 子量表 CA:0.61~0.89
Tosterud et al. (2015)	模拟 复盘体验量表	主观的 护理专业学生	20 项，随后 18 项	5 级 Likert 分级	138 场复盘（护理专业本科学生）	未描述	20 项时 总体 CA 重要性 CA=0.64 体验 CA=0.86 子量表 CA:0.27~0.84 18 项时 体验 CA=0.91 子量表 CA:0.64~0.87

续表

作者(年份)	场景,名称	观察者	项目数	分级	队列数	情境案例	统计
Bradley and Dreifuerst (2016)	模拟 通过复盘实现有效学习评价量表	客观的 (3名复盘专家)	33	0/1	15场复盘	未描述	总体 $CA=0.88$ 子量表 CA 融入度 $CA=0.39$ 探究 $CA=0.51$ 解释 $CA=0.73$ 阐述 $CA=0.79$ 评价 $CA=0.78$ 延伸 $CA=0.70$ 总体 $ICC=0.86$

注:CA(Cronbach alpha coefficient)为 Cronbach-α 值;ICC(intraclass correlation coefficient)为组内相关系数

参考文献

Ahmed M, Arora S, Russ S, Darzi A, Vincent C, Sevdalis N (2013) Operation debrief: a SHARP improvement in performance feedback in the operating room. Ann Surg 258(6):958–963

Akroid M (2016) The difficult debrief. Prezi slideshow. Retrieved from https://prezi.com/rrrejj-3u1z2v/the-difficult-debrief/. Accessed 23 Jun 2017

Alinier G (2007) A typology of educationally focused medical simulation tools. Med Teach 29(8):e243–e250. Retrieved from http://www.ncbi.nlm.nih.gov/entrez/query.fcgi?cmd=Retrieve&db=PubMed&dopt=Citation&list_uids=18236268

Alinier G (2011) Developing high-fidelity health care simulation scenarios: a guide for educators and professionals. Simul Gaming 42(1):9–26

Alinier G, Harwood C, Harwood P, Montague S, Huish E, Ruparelia K, Antuofermo M (2014) Immersive clinical simulation in undergraduate health care interprofessional education: knowledge and perceptions. Clin Simul Nurs 10(4):e205–e216

Arafeh JM, Hansen SS, Nichols A (2010) Debriefing in simulated-based learning: facilitating a reflective discussion. J Perinat Neonatal Nurs 24(4):302–309

Arora S, Ahmed M, Paige J, Nestel D, Runnacles J, Hull LM et al (2012) Objective structured assessment of debriefing: bringing science to the art of debriefing in surgery. Ann Surg 256(6):982–988

Becker K, Crowe T, Walton-Moss B, Lin A, Parsons-Schram A, Hanyok L et al (2016) Interprofessional debriefing: a novel synthesis of the 3D model and systems centered therapy. J Interprof Educ Pract 2:13–19

Bradley CS, Dreifuerst KT (2016) Pilot testing the debriefing for meaningful learning evaluation scale. Clin Simul Nurs 12(7):277–280. doi:10.1016/j.ecns.2016.01.008

Brett-Fleegler M, Rudolph J, Eppich W, Monuteaux M, Fleegler E, Cheng A, Simon R (2012) Debriefing assessment for simulation in healthcare: development and psychometric properties. Simul Healthc 7(5):288–294

Cheng A, Eppich W, Grant V, Sherbino J, Zendejas B, Cook DA (2014) Debriefing for technology-enhanced simulation: a systematic review and meta-analysis. Med Educ:48. doi:10.1111/medu.12432

Cheng A, Grant V, Dieckmann P, Arora S, Robinson T, Eppich W (2015a) Faculty development for simulation programs: five issues for the future of debriefing training. Simul Healthc 10(4):217–222

Cheng A, Palaganas JC, Eppich W, Rudolph J, Robinson T, Grant V (2015b) Co-debriefing for simulation-based education: a primer for facilitators. Simul Healthc 10(2):69–75

Chronister C, Brown D (2012) Comparison of simulation debriefing methods. Clin Simul Nurs 8(7):e281–e288

Chung HS, Dieckmann P, Issenberg SB (2013) It is time to consider cultural differences in debriefing. Simul Healthc 8(3):166–170

Craft Z, Franklin D, Gale T (2016) How does compliance with TeamGAINS affect the quality of debriefing for undergraduate inter-professional simulation?. Resuscitation 106:e57

Decker S, Fey M, Sideras S, Caballero S, Boese T, Franklin AE et al (2013) Standards of best practice: simulation standard VI: the debriefing process. Clin Simul Nurs 9(6):S26–S29

Der Sahakian G, Alinier G, Savoldelli G, Oriot D, Jaffrelot M, Lecomte F (2015) Setting conditions for productive debriefing. Simul Gaming 46(2):197–208. doi:10.1177/1046878115576105

Dieckmann P, Gaba D, Rall M (2007) Deepening the theoretical foundations of patient simulation as social practice. Simul Healthc 2(3):183–193

Dieckmann P, Lippert A, Glavin R, Rall M (2010) When things do not go as expected: scenario life savers. Simul Healthc 5(4):219–225

Doughty C, Welch-Horan T, Hsu T, et al (2015) Rapid cycle deliberate practice pediatric simulation scenarios. 11-10134: MedEdPORTAL Publications

Dusaj TK (2014) Five fast fixes: debriefing. Clin Simul Nurs 10(9):485–486

Eppich W, Cheng A (2015) How cultural-historical activity theory can inform interprofessional team debriefings. Clin Simul Nurs 11(8):383–389

Eppich W, Hunt E, Duval-Arnould J, Siddall V, Cheng A (2015) Structuring feedback and debriefing to achieve mastery learning goals. Acad Med 90. doi:10.1097/acm.0000000000000934

Fanning RM, Gaba DM (2007) The role of debriefing in simulation-based learning. Simul Healthc 2(2):115–125

Gardner R (2013) Introduction to debriefing. Semin Perinatol 37:166–174

Hamilton NA, Kieninger AN, Woodhouse J, Freeman BD, Murray D, Klingensmith ME (2012) Video review using a reliable evaluation metric improves team function in high-fidelity simulated trauma resuscitation. J Surg Educ 69(3):428–431

Hunt EA, Duval-Arnould JM, Nelson-McMillan KL, Bradshaw JH, Diener-West M, Perretta JS, Shilkofski NA (2014) Pediatric resident resuscitation skills improve after "rapid cycle deliberate practice" training. Resuscitation 85(7):945–951

Jones I, Alinier G (2015) Supporting students' learning experiences through a pocket size cue card designed around a reflective simulation framework. Clin Simul Nurs 11(7):325–334. doi:10.1016/j.ecns.2015.04.004

Kolbe M, Marty A, Seelandt J, Grande B (2016) How to debrief teamwork interactions: using circular questions to explore and change team interaction patterns. Adv Simul 1(1):29

Krogh K, Bearman M, Nestel D (2015) Expert practice of video-assisted debriefing: an Australian qualitative study. Clin Simul Nurs 11(3):180–187. doi:10.1016/j.ecns.2015.01.003

Lioce L, Meakim CH, Fey MK, Chmil JV, Mariani B, Alinier G (2015) Standards of best practice: simulation standard IX: simulation design. Clin Simul Nurs 11(6):309–315

Mayville ML (2011) Debriefing: the essential step in simulation. Newborn Infant Nurs Rev 11(1):35–39. doi:10.1053/j.nainr.2010.12.012

Meakim C, Boese T, Decker S, Franklin AE, Gloe D, Lioce L et al (2013) Standards of best practice: simulation standard I: terminology. Clin Simul Nurs 6(9):S3–S11

O'Regan S, Molloy E, Watterson L, Nestel D (2016) Observer roles that optimise learning in healthcare simulation education: a systematic review. Adv Simul 1(1):4

Paige JT, Arora S, Fernandez G, Seymour N (2015) Debriefing 101: training faculty to promote learning in simulation-based training. Am J Surg 209(1):126–131

Patricia K, Lemke D, Arnold J (2017) Rapid cycle deliberate practice: application to neonatal resuscitation. 13-10534: MedEdPORTAL Publications

Reed SJ (2012) Debriefing experience scale: development of a tool to evaluate the student learning experience in debriefing. Clin Simul Nurs 8(6):e211–e217

Reed SJ, Andrews CM, Ravert P (2013) Debriefing simulations: comparison of debriefing with video and debriefing alone. Clin Simul Nurs 9:e585–e591

Rudolph J, Simon R, Rivard P, Dufresne R, Raemer D (2007) Debriefing with good judgment: combining rigorous feedback with genuine inquiry. Anesthesiol Clin 25(2):361–376. doi:10.1016/j.anclin.2007.03.007

Rudolph JW, Palaganas J, Fey MK, Morse CJ, Onello R, Dreifuerst KT, Simon R (2016) A DASH to the top: educator debriefing standards as a path to practice readiness for nursing students. Clin Simul Nurs 12(9):412–417

Savoldelli GL, Naik VN, Park J, Joo HS, Chow R, Hamstra SJ (2006) Value of debriefing during simulated crisis management oral versus video-assisted oral feedback. J Am Soc Anesthesiol 105(2):279–285

Sawyer T, Sierocka-Castaneda A, Chan D, Berg B, Lustik M, Thompson M (2012) The effectiveness of video-assisted debriefing versus oral debriefing alone at improving neonatal resuscitation performance: a randomized trial. Simul Healthc 7(4):213–221

Simon R, Rudolph JW, Raemer DB (2010) Debriefing assessment for simulation in healthcare © – Rater's handbook. Center for Medical Simulation, Cambridge, MA

Tosterud R, Petzäll K, Wangensteen S, Hall-Lord ML (2015) Cross-cultural validation and psycho-metric testing of the questionnaire: debriefing experience scale. Clin Simul Nurs 11(1):27–34

Van Heukelom JN, Begaz T, Treat R (2010) Comparison of postsimulation debriefing versus in-simulation debriefing in medical simulation. Simul Healthc 5(2):91–97

Zigmont JJ, Kappus LJ, Sudikoff SN (2011) The 3D model of debriefing: defusing, discovering, and deepening. Semin Perinatol 32:52–58

我的个人复盘日记

4

摘 要

本手册特意在本章节留出了空白页,让你作为导师记录个人学习的关键事件,这些事件可能与复盘的模式有关,也可能是值得效仿的复盘范例。这些作为范例的复盘,可能是你作为导师或其他协同导师令人惊讶地解决或纠正了不足表现,也可能是因为简化了环境简介、误导性的情境案例简介或在复盘中对学员的管理不足导致发生困难的状况。随着时间的推移,这些学习经验最终会淡忘,所以值得记录下来,也可以在将来提醒自己并与他人分享这些有价值的经验,而这些人通过你的指导,最终可能成长为下一代导师。我们建议在学习日志里不要提及任何名字和清晰的身份,因为学习日志更应该是针对实际的事件,而不要牵涉到个人。本章的开始是为这本手册的所有者描述作为专业人士与导师"他们是谁"(4.1),这为他们的复盘练习与发现不足提供了一个背景。然后介绍关于个人优点 / 不足的反思平台,分析他们在复盘练习中遇到的所有重要时刻,这样他们才能成长成为熟练、高效的导师(4.2,4.3);鼓励本书的拥有者寻求、记录同行导师、督导与学员的反馈,反思有价值的信息来改进他们的复盘实践(4.4)。而 4.5 中描述并反思那些导师自己的关键学习经历。最后两节分别记录新发现的和有价值的复盘的参考文献及资源,也提供了有助于指导模拟环节简介与复盘阶段的助记工具(cognitive aids)。

4.1 关于这本日记的作者

简要总结一下你作为一名复盘的导师,你怎么看待你自己,以及你觉得其他人是怎样看待你的。描述一个由你引导复盘的常见场景,以及学员的类型。

也可以讨论你的性格特质、职业背景、已接受过哪些复盘的培训、喜欢以何种
方式来纠正学员的不足表现。

4.2 作为一名导师的优势（优点）

写下你认为自己作为一名导师,在不同的场景中有机会引导不同的学员进行复盘所具备的优势。这些与你互动的学员包括你所在的机构内与机构外的不同学员群体。作为导师,可考虑将此节作为实践反思"优点／不足"中的"优点"部分进行练习。记得考虑准备复盘的各个方面,从考虑情境案例想要实现的学习目标开始,给学员做模拟环节的简介,直到总结情境案例的复盘与模拟环节(见图 1.1 和 3.1)

4.3　作为一名导师担心的问题与薄弱之处

　　4.2 节重点关注的是作为一名导师,如何反思你的实践中"优点 / 不足"中的积极部分。作为补充,现在请你记录下你作为一名导师在不同情况下引导不同的学员进行复盘时主要担心的问题与你认为的薄弱之处。这些与你互动的学员包括你所在的机构内与机构外的不同学员群体。记得考虑准备复盘的各个方面,从考虑情境案例想要实现的学习目标开始,给学员做模拟环节的简介,直到总结情境案例的复盘与模拟环节(见图 1.1 和 3.1)

　　特别提醒,如果对复盘进行录像,记得记录下时间、环境、情境案例,以及你在回放时发现了哪些薄弱之处。因此,随着时间的推移,你可以观察到自己的进步。

4.4　其他导师的评价

　　要想成为一名全能的导师,建议你寻求同事的反馈,最好是那些复盘经验比你更丰富的导师,当然也可以是来自学员的反馈。不论是正式的同行评价,还是你询问同事关于你复盘的客观反馈,都可以加深你对复盘的理解以及它对学员的影响,这些都是十分珍贵的练习。从学员那里得到反馈同样能深刻了解别人怎么看你,以及你是否让人感到舒服。对于你复盘方式的教学效果,学员的反馈未必有深刻的见解,因为他们的基本关注点因人而异。他们往往更想知道你认为他们表现得如何,而不是通过反思过程来搞清楚他们为什么那样做的深层次原因。

　　如在章节 3.3 里建议的那样,把整个复盘过程摄录下来(在征得所有学员同意的前提下)并用来回顾自己作为导师的表现,是非常有价值的一种练习。观看录像后,你会反思自己的表现,接下来可以与更有经验的导师一起回顾视频,他 / 她可以给你其他的反馈或是一些建议,如怎样更好地处理或采用不同的处理策略。记住,没有唯一且最佳的处理方法,而是"条条大路通罗马",也不要因为某些严厉的评论而沮丧。

　　以下的空白页可以用来记下同行导师或学员关于你自己的复盘的评论或反馈。

_____

_____

_____

_____

_____

_____

_____

_____

_____

_____

_____

_____

_____

4.5   个人学习要点

　　每个情境案例或每次模拟经历的复盘都会不同,也教会我们一些东西,可以是我们处理得好的细节,也可以是让我们意识到在模拟环节的某个阶段遗漏掉什么,导致复盘环节本该有的样子变得完全不同。这一节是你作为导师的个人日志。强烈建议记录下所有作为导师角色时的重要学习经历片段。反思发生了什么,为什么发生,怎样预防。哪些对你是新的东西,或你做了哪些违反模拟设计或复盘引导原则的事。如果是后者,你是否意识到是什么促使你偏离大家所接受的建议,或做出了错误的假设。

4.6　重要的复盘参考资料

　　之前你已经意识到自身引导复盘的优势和不足。与此同时,还应该鼓励自己进一步思考本书提供的信息,同样也要查阅文献,确定如何解决你潜在的问题。可以在本节的空白页处记录下新的认识或者有用的参考文献。包括最近出版的杂志文章、其他书籍,也可以通过搜索网站和在线资源来改进你的复盘实践。

4.7 简介与复盘的助记工具（cognitive aids）

在接下来的内容中,我们将主要围绕一些在模拟训练核心阶段中指导导师开展教学工作的助记工具。这些助记工具包括可供个人直接复制使用或是由本书内容提炼而得,分别帮助与促进模拟环节的简介与复盘实施过程,直到这些步骤成为导师的第二天性。请注意,应根据实际环境对引用的所有元素与示例适当加以修改,模拟情境中所使用的医疗设备要尽可能与学员所熟悉的设备相同。

4.7.1 模拟环节简介卡

（摘自：Oriot D, Alinier G, 2017. Pocket book for simulation debriefing in healthcare. Springer. ISBN 983-3-319-5981-9）

4.7.1.1 先决条件

1. 模拟团队   组队并选择导师及协同导师。

2. 模拟人/模型/标准化或模拟病人与设备   设备待命状态。

3. 视听系统   准备录制和观摩区的现场直播。

4.7.1.2 介绍

1. 欢迎   "欢迎来到模拟环节,感谢大家的参与。请问大家你以前参加过模拟吗? 你对模拟有何感想?"

2. 大体的学习目标   "今天模拟教学的目的是……。"

4.7.1.3 简介前引言:情境模拟

1. 学习体验   "情境模拟是一种体验式的学习方法,除了观察和汲取,它需要你亲身融入情境案例中并把你的思维过程大声说出来(think aloud)。它将是一次有趣的学习体验。"

2. 可以犯错误   "在情境模拟中,犯错误是非常重要的,失败是成功之母,人非凡人,孰能无过。如果有一个地方可以犯错误,那这个地方就是模拟环节!"

3. 环境安全   "模拟体验很安全,整个过程中不会有冒犯与批评,所有信息都会保密。所以,不用担心你会犯错误,每个情境案例之后都有复盘环节,请你对自己所犯的错误放轻松。"

4. 规则   "请遵循相互尊重、保密与信任的规则,特别是在复盘阶段各位的行为需要恰当。情境案例结束后进入复盘之前，请不要互相交流。"

5. 流程介绍 "在这部分的背景介绍与环境熟悉之后，模拟环节将分为3部分：简介、情境模拟、最后是复盘。"

4.7.1.4 熟悉模拟人与环境

1. 地点 "你在这里（模拟创伤抢救室/咨询区/ICU等）。"

2. 介绍模拟人/模型/标准化或模拟病人 "这是模拟人/模型/标准化或模拟病人……，他的特点是……，它的优点是……，它的局限性是……。"

- 能够实现的情况："它可以做……它可以评估……和执行……。你可以触摸和测试模拟人（如听诊，触诊脉搏……）。"

- 不能实现的情况："这个模拟人/模型有一些局限性。它不具备……和……，在模拟人上不能测出这些指标……，你可能需要提问相关信息……（如毛细血管再充盈情况，皮肤外观等）。有一些事你只需要假装做（比如抽血，送血培养等）。"

- 如果你使用标准化或模拟病人，那么根据你的案例的具体情况进行介绍。

3. 场景 "你将在这个场景中管理病人。你是否熟悉这个设备呢？""请注意，这里设备的工作原理可能与您预期的有所不同（如氧气供应、负压吸引等），但其他设备功能齐全（如床、除颤器等）。""请你熟悉一下环境，检查医疗设备，救护车上的物资和其他可用的物资……。"

- 可以获取的："如果你需要……你可以在这个房间（储物柜）中找到这个设备。如果那里也没有，请打电话索取。"

- 不能获取的："如你需要胸部X线透视，则需口述实施。"

4. 后备支持 "如果你需要打电话求助……这是电话号码""你也可以求助救援队"。

5. 虚拟协议 "我们希望你在这个环境下将这个模拟人/标准化或模拟病人当作一个真正的病人（虚拟协议）来进行操作与处理，诊疗思路必须说出来。情境案例结束时我们会以特定的信号或口头命令告知。"

4.7.1.5 情境案例：情境案例简介

1. 背景 "你目前是在这样的临床环境中工作，时间是……。"

2. 病人病史（如果是作为学习目标之一需要学员询问获取） "病人姓名……患有……和……。"

3. 团队与导师的组成 "我希望你作为团队的一员扮演这个角色""在这个案例中，会有……作为一个导师在模拟演练中扮演这个角色"。

4. 指导

● 参练者:"在这个情境案例中,你的目标是对这个病人的……进行处置""如果你需要帮助,请使用……和……"(告知情境案例常规结束方式,如模拟病人可能死亡)。

● 观摩者:"我希望你们认真去关注这个情境案例中所有的细节"(如果使用优点 / 不足法:"在情境案例的中,请在纸张的左边写下你认为是正确的内容,请在纸张的右边写下你认为是需要改进的内容""情境案例结束时,你有机会在复盘中提问"。)

5. 情境案例结束 "我将在情境案例结束时给出一个特别的信号""那时,我会要求你们停下来保持沉默,直到复盘开始。"

4.7.2 复盘卡

(摘自:Oriot D,Alinier G,2017. Pocket book for simulation debriefing in healthcare. Springer. ISBN 983-3-319-5981-9)

4.7.2.1 基本要求

1. 复盘的参与者 模拟课程的参练者、观摩者、助演、演员、标准化或模拟病人、导师与协同导师。

2. 时间 情境案例模拟结束之后马上开始。

3. 特殊的场地 学员们可以在舒适的学习环境中坐下来,从情境案例中"出戏",远离"病人"。

4. 复盘目标的选择与下列内容相关 情境案例学习目标、情境案例或复盘中观察到的不足表现、与揭示的实际状况不一致,或团队成员间的诊断不一致。

4.7.2.2 开场介绍

1. 致谢 "感谢大家积极参与这次情境模拟。"

2. 复盘的目的 "复盘的主要目的是改进我们的表现,我们将协助大家针对这个情境案例进行复盘,理解发生了什么。"

3. 安全与保密 "我们需要每个人本着尊重与专业的态度来参与,我们不希望有任何冒犯、批评责备、羞辱、或指责性的言论。在这里讨论的所有内容不得外传。"

4. 复盘的结构 "在复盘中有 3 个阶段,在第一阶段中,我们将分享一下个人的感受和初步印象;在第二个阶段,我们将通过提问的形式从不同的角度来分析具体发生的情况;最后我们将总结与概括。时间不会超过 30min(或者大约是情境案例时间的两倍）。"

4.7.2.3 反应期：情绪

询问个人感受："你感觉如何？""刚才还好吗？""你觉得这个情境案例怎么样？"（从年资最低、经验值最少的学员开始提问）

4.7.2.4 分析期

1. 描述 "这个情境案例是关于什么的？"或者"这个病人怎么了？"（针对团队组长提问）

2. 成功的部分 "说说看有哪些部分是成功的？"

3. 困难 "你们面临了什么困难？"

4. 采用恰当的技术 指令反馈（基于理论知识内容）、优点 / 不足、事后回顾或主张 - 探询（针对 2~4 个不足表现）；随后：

（1）"我注意到……。"

（2）"我担心……。"

（3）"我想知道为什么会像这样发生"或者"我想知道当时你是怎么考虑的"。

5. 纠正不足表现

（1）整理并重新陈述："你说的是这个意思……。"

（2）泛化："在座各位是否都经历过这样的情况……如……？"

（3）寻求解决方案："有人知道怎样能够解决这个困难吗？"

6. 核实反馈 "如果你必须再做一次，您会在哪些方面会有所不同？"

4.7.2.5 总结

1. 总结学习要点 "你今天学到了什么？"

2. 提问 "你们还有什么问题吗？"

3. 提供一个"工具箱" 讲义，参考资料，并提供到临床技能中心针对专项技能在模型上进行培训的机会。

4.7.2.6 结束语

1. 致谢 "再次感谢你们参与这个情境案例与复盘。"

2. 保密提醒 "这次复盘中所讨论的一切都是保密的，不得外传。请对情境案例与复盘的内容要点保密。这样你们的同学就不会提前知道将面对什么情境案例，他们才能与你们一样有公平的机会从这种学习体验中获益。"

3. 寄语 "我希望这种模拟体验对你们实际的临床工作有所帮助。"

模拟医学复盘相关术语

3-D model of debriefing	复盘的 3-D 模式
3-phase process of briefing	简介期的三个阶段
3-R model of debriefing	复盘的 3-R 模式

A

adult learning process	成人学习过程
advocacy-inquiry（A/I）	主张 - 探询
advocacy-inquiry debriefing	采用主张 - 探询的方法引导复盘
advocacy-inquiry-focused facilitation	主张 - 探询针对性地引导
after action review（AAR）	事后回顾
airway, breathing, circulation（ABC）	气道、通气、循环
anaesthetists' non-technical skills（ANTS）scale	麻醉医师非技术性技能量表
auto-feedback	自动反馈

B

benevolence and confidentiality	亲切与保密
briefing	简介
clinical procedures	临床操作
confidentiality, learning experience	保密, 学习体验
cycle simulation training	重复模拟培训
equipment orientation	熟悉设备
in healthcare education	医学教育
pre-briefing phases	简介前期
reflective practice	反思练习
simulation phase	模拟期

suboptimal learning experience	欠佳的学习体验
three-phase process	三期过程

C

cardiopulmonary resuscitation（CPR）	心肺复苏
clinical debriefing	临床复盘
co-debriefer	（引导复盘的）协同导师
communication exercise	沟通练习
communication strategies	沟通策略
computerised/virtual reality task trainers	计算机/视觉虚拟现实技能训练模型
crisis resource management（CRM）	危机资源管理
critical incident stress debriefing model	重大事件应激复盘模式
Cronbach alpha coefficient	*Cronbach-α* 值
cultural-historical activity theory approach	文化历史活动理论的方法

D

DASH rating scale	DASH 评分量表
debriefer	（引导复盘的）导师
debriefing	复盘（即反思讨论）
advantages	优点
assessment scales	评价量表
asymmetrical communication process	非对称的沟通过程
benefits and drawbacks	优点与不足
categorization	分类
checklist preparation	准备项目核查表
clinical management	临床管理
cognitive aids	助记工具
communication skills	沟通技巧
CRM issue	危机资源管理的问题
cultural differences	文化差异
cultural differences/practices	文化差异/实践
DASH	（评价复盘的）DASH 量表

deficiency/performance gap	缺陷 / 不足表现
beneficial learning	学有所获
closure	纠正
RUST guide	RUST（复盘）指南
diamond model	（复盘的）"钻石"模式
with difficult learners	应对困难学员
direct/indirect guidance	直接 / 间接指导
educational performance review approaches	教育行为回顾方法
facilitation process	引导过程
facilitators	（引导复盘的）导师，协助者
feedback/appraisal	反馈 / 评价
gaps observation	观察不足表现
GAS model	（复盘的）GAS 模式
high-quality principles	高质量原则
in-depth counselling	深入咨询
instructor centred	以教师为中心的
intrinsic non-perfect observation	观察效果存在固有的不足
learner-centeredness	以学员为中心
multiprofessional team of learners	多学科学员团队
participants	学员（参练者）
patient management	病人管理
performance improvement	行为改进
phases	分期 / 阶段
post-event analysis	事后分析
professional respect and trust	专业的尊重与信任
psychological and educational nuances	心理学与教育上的细微差别
psychological awareness	心理洞察力
reaction phase	反应期
real-life events	真实事件
RUST models	（复盘的）RUST 模式
scenario learning objectives	情境案例学习目标
session	环节
simulation environment and technology	模拟环境与技术

simulation programs	模拟课程
simulation scenario	模拟情境案例
situational awareness	态势感知
strengths and concerns	优势与不足
structured approach maintenance	保持结构化的方法
subscale domains	子量表级别
technical skills objectives	技术性技能的学习目标
3-D model of debriefing	(复盘的)3-D 模式
three-phase model	三期模式
trainer led	导师主导的
debriefing assessment for simulation in healthcare(Dash)	模拟医学复盘评价
debriefing card	复盘卡
debriefing for meaningful learning(DML)	通过复盘实现有效学习
defining,explaining,benchmarking,reviewing,identifying, explaining,formalising(DEBRIEF)	定义、解释、基准、回顾、确定、核查、归纳
demonstration scenario	演示情境案例
diamond model for debriefing	复盘的"钻石"模式
directive feedback	指令反馈

E

educational process supporting learners	支持学员的教育过程

G

GAS debriefing model	GAS 复盘模式
gather,analyse,summarise(GAS)	收集、分析、总结
good-judgement debriefing technique	开诚布公地复盘技术
guidelines,recommendations,events,analysis, transfer(GREAT)	指南、建议、事件、分析、转化(至临床)

H

human factors	人为因素

I

indirect feedback	间接反馈
information overload	信息超量
inquiry-based debriefing approaches	基于探询的复盘方法
in-simulation debriefing	模拟中进行复盘
instructor-centred educational approach	以教师为中心的教育方法
investigation technique	探究技术

J

judgmental debriefing technique	评判性的复盘技术

L

learner-centred debriefing	学员为中心的复盘
learning objectives, emotions, actions, reflection, next steps (LEARN)	学习目标、情感、行动、反思、下一步

M

Mitchell's model	Mitchell 模式
multiphase models and frameworks	多期模式与框架

N

non-judgmental debriefing technique	非评判性的复盘技术
nursing student population Reed's scale	针对护理学生的 Reed 量表

O

orientation simulator	熟悉模拟人
objective structured assessment of debriefing (OSAD) scale	OSAD 量表

P

plus/delta debriefing	"优点/不足"复盘法
post simulation debriefing	模拟后复盘
pre-briefing and orientation	简介前期与熟悉环节

pre-briefing simulation　　　　　　　　　　　　　　　模拟课程的简介前期

promoting excellence and reflective learning in simulation　PEARL 框架
　　（PEARLS）framework

psychological safety of learning　　　　　　　　　　　学习的心理安全

psychometric testing　　　　　　　　　　　　　　　　心理测量学测试

pulseless electrical activity（pea）　　　　　　　　　无脉电活动

Q

qualitative debriefing assessment tools　　　　　　　定性的复盘评价工具

R

rapid cycle deliberate practice（RCDP）　　　　　　快速重复刻意练习

reaction，understanding，summarise，take-home message　反应、理解、总结、重要结论
　　（RUST）　　　　　　　　　　　　　　　　　　　（RUST）

Reed's scale　　　　　　　　　　　　　　　　　　　REED 量表

reflective simulation framework（RSF）　　　　　　　反思性模拟框架

repetition of simulation practice　　　　　　　　　　重复模拟练习

S

scenario-based simulation　　　　　　　　　　　　　情境模拟教学

scenario-based simulation sessions，mental/full-scale　心理或完整的情境模拟

screen-based simulators　　　　　　　　　　　　　　视屏模拟器

self-debriefing　　　　　　　　　　　　　　　　　　自我复盘

self-depreciation　　　　　　　　　　　　　　　　　自我贬低

semi-quantitative debriefing assessment tool　　　　　半定量的复盘评价工具

simulation learning process　　　　　　　　　　　　模拟学习过程

simulation session briefing card　　　　　　　　　　模拟环节简介卡

simulation session process　　　　　　　　　　　　　模拟环节的过程

simulation-based education　　　　　　　　　　　　模拟教育

simulation-based learning process　　　　　　　　　基于模拟的学习过程

simulation-based training session　　　　　　　　　　模拟培训环节

sincere，innovative，dedicated，respectful，and authentically　诚恳的、创新的、敬业的、对人尊
　　care about doing their best（SIDRA）　　　　　　重的、真正愿意竭尽全力的

skill-based simulation activities   技能模拟活动

software-hardware-environment-liveware-liveware（SHELL）   软件 - 硬件 - 环境 - 人员 - 人员

T

TeamGAINS   TeamGAINS 模式

V

video-assisted debriefing   视频辅助复盘

W

What Am I Thinking?（WAIT）   我心里怎么想

"Within-scenario" debriefing   情境案例中进行复盘